第3版
みて学ぶ 口腔病理

著：日本大学歯学部病理学講座

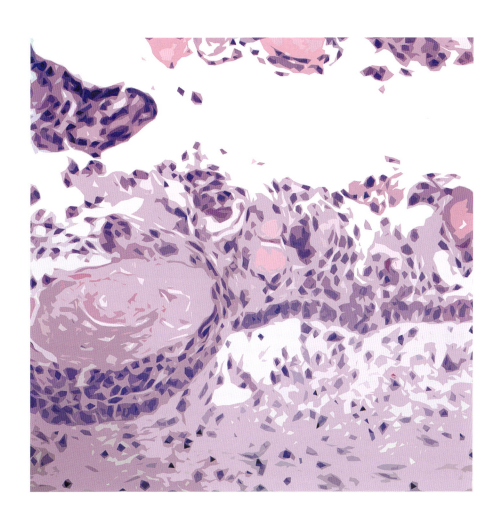

砂書房

編著

浅野　正岳　日本大学歯学部病理学講座
尾曲　大輔　日本大学歯学部病理学講座
角田麻里子　日本大学歯学部病理学講座
望月　茜　　日本大学歯学部病理学講座
太田　裕崇　日本大学歯学部病理学講座

執筆協力者

山本　浩嗣　日本大学名誉教授
草間　薫　　明海大学歯学部教授
根本　則道　日本大学医学部教授
落合　豊子　日本大学医学部教授
大木　秀郎　日本大学歯学部教授
田中　昭男　大阪歯科大学教授
寺中　敏夫　神奈川歯科大学教授
高橋　昌里　日本大学医学部教授
佐野　和三　元日本大学病院臨床検査部技術長

関和　忠信　日本大学歯学部口腔外科学講座
三宅　正彦　日本大学歯学部口腔外科学講座
岩成　進吉　独立行政法人　国立病院機構災害医療センター
田中　孝佳　日本大学歯学部口腔外科学講座
中島　一郎　日本大学歯学部医療人間科学講座
荒木　正夫　日本大学歯学部歯科放射線学講座
勝呂　尚　　日本大学歯学部歯科保存学２講座
松本　直行　日本大学歯学部病理学教室
迎　章太郎　日本大学歯学部病理学教室
天野　雄介　日本大学歯学部病理学教室

イラスト

塚田　瑞樹
小宮山まり子

はじめに

　本書は，歯科医学生，歯科研修医，および歯科衛生士専門学校生向けに編集された口腔病理学の自習書であり，口腔内に現れる基本的な病変について，病態写真，エックス線写真，病理組織像を載せてあります．

　口腔内にはさまざまな病変が現れます．日常の歯科臨床では，齲蝕や歯周病，歯の欠損といった病変に注目しがちですが，これらの病変を持つ患者さんには多種多様な背景があります．生活習慣，習癖，行動などをはじめ，個人の持つ遺伝子を基礎とした病気の罹りやすさ，後天的な遺伝子の異常による病気の発症，細菌やウイルスなどの病原性微生物による感染症など，実にさまざまです．また，われわれが対象とする口腔は生体の重要な一部であり，かつ食物摂取の際に最初に外来の抗原と接する場でもあります．わが国の歯科医学は一般医学から独立したAmerican styleのDentistryを目指して発展してきましたが，病理学の立場から言えば，口腔はあくまでも体の一部で，全身と局所臓器の関係でしかありえません．全身の病的変化は口腔に反映しますし，口腔の病変は全身の生理現象に影響を与えます．口腔の歯肉膿瘍や根尖部膿瘍は，原因菌こそ異なりますが，生体にとっては盲腸炎，腎膿瘍，肝膿瘍と同様な反応なのです．したがって，全身病変の理解を得ずして口腔病変のみを理解しようとする態度は適切ではありません．口腔病理学を学ぶみなさんは，この点を忘れないようにしていただきたいと思います．

　本書は，著者が長年，病理学および口腔病理学の講義，実習を担当したなかで感じていた，実習書をより有機的なものにしたいとの考えから出発しました．口腔病理学実習の傍らに，あるいは顕微鏡が手元にないときにも学習できるよう，CD-ROMには本書に載せた以上の画像を収録してあります．

　本書を編集するにあたり，多くの臨床医，病理医の方々のご意見をいただき内容の充実を図りましたが，紙数にも限りがありすべてを網羅することはかないませんでした．症例や内容についての不備はすべて著者にあります．しかし，本書の価値を高めていくのは，なによりも読者であります．読者諸兄から忌憚のないご意見，ご批判をいただければ著者としてこの上ない喜びです．また，病変に対する理解は科学の進歩とともに急速に深まっています．本書を真に実用的な教科書にしていくために，今後も機会あるごとに，新しく得られた成果・知見を取り入れていこうと考えています．

2001年9月　　　　　　　　　　　　　　日本大学歯学部　小宮山一雄

改訂にむけて

　『みて学ぶ口腔病理』は2001年に出版された後，2005年には歯原性腫瘍WHO国際分類が改訂され，本書の内容の一部について学生諸氏が利用するのに不便が生じていました．本書が学生諸氏の間で好評でご支持をいただき，出版社から増刷のお声が掛かり，著者としては嬉しいかぎりです．このたび，内容を修正し改訂版を送り出すこととなりました．本書が，前版同様に学生諸氏の口腔病理組織の理解にむけて役に立つことを期待しています．

2008年9月　　　　　　　　　　　　　　日本大学歯学部　小宮山一雄

第3版にむけて

　「見て学ぶ口腔病理学」は2001年に初版，2008年に第2版として出版されてきました．2017年にWHOの歯原性腫瘍の分類が改正され，これに合わせてこの度第3版として内容を大きく改変しました．日本大学歯学部病理学講座で主任教授をお勤めになられた小宮山一雄前教授の並々ならぬ熱意のもとに出版されてきましたが，教授退任に伴い，その後の本書の出版を私が請け負うこととなりました．同講座教室員の一方ならぬ助力のもと今回の出版にこぎつけることができ，誠にもって喜ばしく心より感謝する次第です．本書が，学生諸氏の口腔病理学に対する理解のさらなる深化に貢献することを願っています．

　　令和元年7月　　　　　　　　　　　　日本大学歯学部病理学講座　浅野正岳

目　次

I 歯の病変　9

1. 歯の硬組織の障害
- 咬耗症　10
- 磨耗症　11
- セメント質増殖症　11

2. 齲蝕
- エナメル質齲蝕　12
- 齲蝕について　13
- 象牙質齲蝕　14
- セメント質齲蝕　15

3. 歯髄の病変
- 歯髄の退行性病変　16
- 歯髄の石灰化　17
- 第二象牙質・第三象牙質　18
- 歯髄炎　19
- 急性化膿性歯髄炎　20
- 慢性潰瘍性歯髄炎　21
- 慢性増殖性歯髄炎　22

II 歯周組織の病変　23

- 辺縁性歯周炎　24
  - 歯周病の病理発生　26
- エプーリス　28
- 歯根肉芽腫　32
- 歯根嚢胞　34
- 歯肉増殖症　36

III 顎骨の病変　37

- 骨髄炎　38
- 硬化性骨髄炎　40
- 線維性異形成症　42
- Langerhans細胞組織球症　44

IV 口腔領域の嚢胞　45

1. 発育性歯原性嚢胞
- 含歯性嚢胞　46
- 歯原性角化嚢胞　48
- 石灰化歯原性嚢胞　50

2. 顎骨内に発生する非歯原性嚢胞
- 非歯原性嚢胞の分類　52
- 術後性上顎嚢胞　53
- 顎骨の偽嚢胞　54

3. 軟組織に発生する非歯原性嚢胞
- 鰓裂嚢胞　55
- 類皮嚢胞　56
- 甲状舌管嚢胞　57

V 口腔粘膜の病変 59

- 白板症 60
- 口腔粘膜の扁平苔癬 62
- 天疱瘡 64
- 再発性アフタ性口内炎 66
- メラニン色素沈着 67
- 色素細胞母斑 68
- 口腔結核症 69
- 口腔カンジダ症 70

VI 歯原性腫瘍 73

- エナメル上皮腫 74
- 石灰化上皮性歯原性腫瘍 77
- 腺腫様歯原性腫瘍 79
- エナメル上皮線維腫 81
- 歯牙腫 82
- 歯原性線維腫 86
- 歯原性粘液腫 87
- セメント芽細胞腫 88

VII 線維骨性病変 91

- 根尖性セメント質骨性異形成症 92
- セメント質骨形成線維腫 94

VIII 唾液腺の病変 95

1. 唾液腺炎 96
- 唾石症 97
- 粘液貯留嚢胞 99
- Sjögren症候群 101
- 壊死性唾液腺化生 103

2. 唾液腺腫瘍
- 多形腺腫 104
- 基底細胞腺腫 106
- Warthin腫瘍 107
- 筋上皮腫 108
- 粘表皮癌 110
- 腺様嚢胞癌 112

IX 非歯原性腫瘍　113

- 線維腫　114
- 乳頭腫　116
- 血管腫　118
- リンパ管腫　119
- 脂肪腫　120
- 神経鞘腫　121
- 神経線維腫　122
- 骨腫　123
- 線維肉腫　124
- 骨肉腫　126
- 軟骨肉腫　127
- 扁平上皮癌　128
- リンパ節転移　130
- 悪性黒色腫　131
- 悪性リンパ腫　133
- Hodgkinリンパ腫　136
- 白血病　138
- 転移性腫瘍　140

付　章　143

血液疾患の口腔変化　144
白血病型による口腔粘膜の変化　144
角化症と白色病変の原因別分類　145
口腔軟組織疾患の臨床的分類　145
唾液腺腫瘍2017WHO分類　146
歯原性ならび顎顔面骨腫瘍のWHO分類（4th, 2017）　148
先天異常　150

索　引　155

付　録　CD-ROM版 みて学ぶ口腔病理

本書の使い方

　本書は，付録のCD-ROMと一緒に，または標本を顕微鏡で見ながら学習してください．CD-ROMには顕微鏡の代わりとなるように，病理組織像が豊富に収録されています．本には，そのなかから特徴的なものを選んで掲載しました．本を開き，CD-ROMを見ながら，「観察のポイント」にあげた項目を考えてください．効果的に学習することができます．

I 歯の病変

歯の形成は胎生の早期約6週に口腔上皮の増殖による歯堤の形成に始まる．歯はエナメル質，象牙質，セメント質，歯髄よりなり，外胚葉性上皮と間葉性組織が作り上げた臓器で，食物の咀嚼，構音，審美性に重要な役割を果たしている．本章では歯にみられる頻度の高い病変について学ぶ．

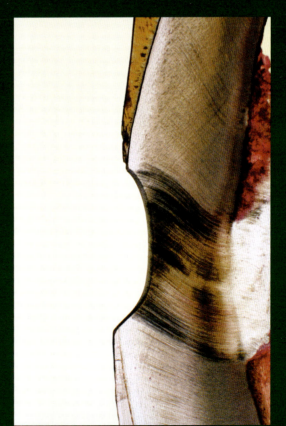

磨耗症

1. 歯の硬組織の障害
咬耗症
attrition

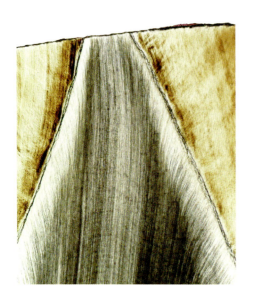
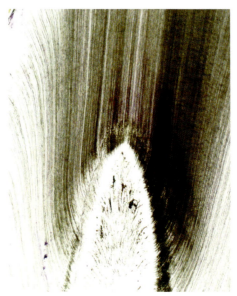

観察のポイント

❶歯質の消耗はどの部位にありますか？

❷象牙質が露出していますか？

❸咬耗部に一致して不透明象牙質，透明象牙質がみえますか？

❹咬耗部に対応する歯髄に第三象牙質がみえますか？

❺第三象牙質における象牙細管の走行はみだれていませんか？

咬耗症とは

　咬合や咀嚼によってエナメル質や象牙質の一部が消耗した病的状態をいう．高齢者に高度に見られることが多く，一般的に加齢に伴う現象として咬耗が現れる場合を**生理的咬耗**という．原因として不正咬合，ブラキシズム，習慣性の偏側性咀嚼，強い咬合力，食物の性状，発育不全歯，歯の隣接面の咀嚼による摩耗などがある．咬耗の程度は**Broca**の分類で表現される．

咬耗による歯の変化

　咬耗により咬耗面直下に硬化象牙質（不透明象牙質や透明象牙質）および歯髄腔内に**第三象牙質**の形成が認められる．不透明象牙質の象牙細管はトームス線維が変性もしくは崩壊しており**デットトラクト（死帯）**とよばれる．

■表：Brocaの分類（咬耗の程度）

1度	エナメル質に限局するもの
2度	象牙質の露出をきたしているもの
3度	歯冠のかなりの部分の消耗をきたしているもの
4度	歯冠のほとんど全部が消耗し，歯頸部まで進んでいるもの

1.歯の硬組織の障害
磨耗症
abrasion

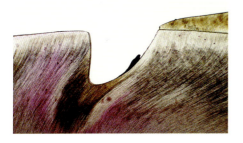

観察のポイント
1. 歯質の消耗は歯のどの部位にありますか？
2. 欠損はどんな形をしていますか？
3. 象牙質が露出していますか？
4. 欠損部に一致して不透明象牙質，透明象牙質がみえますか？
5. 欠損に対応する歯髄に第三象牙質がみえますか？
6. 第三象牙質における象牙細管はどうなっていますか？

摩耗症とは

咬合や咀嚼以外の様々な機械的作用によって歯質の病的消耗が起こる場合をいう．

咬耗症の場合と同様で露出した象牙質には硬化象牙質の形成（不透明象牙質）が認められ，その歯髄腔内には**第三象牙質**の形成がみられる．

原因
1) 歯ブラシによる過度の歯の横磨き（楔状欠損）
2) 不適合なクラスプや義歯床などの補綴装置
3) 習慣あるいは職業によるもの（パイプ，吹奏楽器奏者，ガラス工，大工など）

1.歯の硬組織の障害
セメント質増殖症
cementum hyperplasia

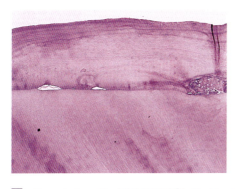

観察のポイント
1. 歯根部のセメント質が著しく肥厚していませんか？
2. 添加されたセメント質は層板状の構造をしていますか？
3. ヘマトキシリンに濃染する成長線（層板間）がみえますか？
4. セメント質内に封入細胞はみえますか？
5. セメント質内にSharpey線維の封入はありますか？

セメント質増殖症とは

セメント質の過形成をいい，セメント質の肥大は歯根の変形をきたす．セメント質が二次的に添加される根分岐部や根尖部ではセメント芽細胞と未石灰化セメント質（類セメント縁）がみられる．機能を営んでいる歯，特に強い咬合圧が加わる歯では根尖部に**拍車状（コンペイ糖状）のセメント質の添加**がみられる．またセメント質の増生と骨の増生が生じ，歯根が癒着する強直が起こり，歯根の変形が強いと抜歯時に困難をきたすことがある．

2.齲蝕

エナメル質齲蝕
enamel caries

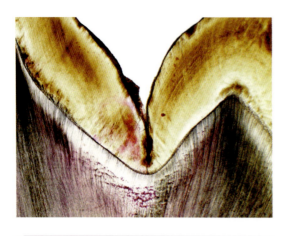
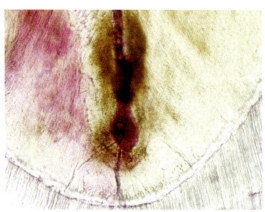

観察のポイント
❶齲蝕はどの部位に生じていますか（平滑面／裂溝）？
❷病巣周辺に着色層はみえますか？
❸病巣部では平行条が明瞭ですか？
❹エナメル小柱は明瞭ですか？

エナメル質齲蝕について

初期齲蝕
初期齲蝕は肉眼的にはエナメル質固有の透明感がなくなり，白濁した病変（白斑）としてみられる．初期病巣では高石灰化度を保った表層が脱灰病変を覆っているという**表層下脱灰**が認められる．

小窩および裂溝齲蝕
裂溝部，側壁，底部から齲蝕が始まり，開口部を頂点とした齲蝕円錐ができる．

エナメル質齲蝕円錐
エナメル質ではエナメル小柱の走行に沿う傾向がある．平滑面齲蝕では底面をエナメル質表面に向け，尖端を象牙質に向けた円錐で表される．

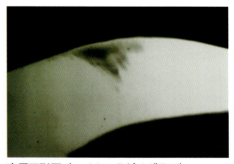

表層下脱灰（マイクロラジオグラフ）

齲蝕について

齲蝕病変はデンタルプラークと接する歯の表面から始まり，歯質深層へと広がっていく．

人類が罹患する病変の中で最も古くから知られているものの1つである．

病因，病態については多くの研究書があるので参考にされたい．ここでは，組織変化を中心に概説する．

齲蝕の分類

1) 歯の組織による分類

    エナメル質齲蝕，象牙質齲蝕，セメント質齲蝕

2) 部位別による分類

    小窩あるいは裂溝齲蝕，平滑面齲蝕，隣接面齲蝕，根面齲蝕，咬合面齲蝕，歯冠部齲蝕

3) 病変の状態による分類

    表在性齲蝕，下掘れ齲蝕，穿通性齲蝕，逆行性齲蝕

4) 経過による分類

    急性齲蝕，慢性齲蝕，停止性齲蝕

5) 臨床的な分類（C1～C4）

    C1（第1度）：病変がエナメル質に限局するもの

    C2（第2度）：象牙質は侵されているが，髄腔に接していないもの

    C3（第3度）：髄腔に達したもの

    C4（第4度）：残根状態のもの

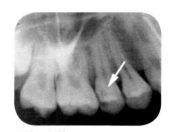

隣接面齲蝕

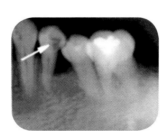

歯列不正（近心傾斜）のための清掃不良による齲蝕

2. 齲蝕
象牙質齲蝕
dentin caries

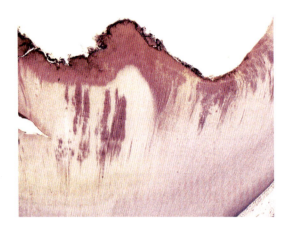
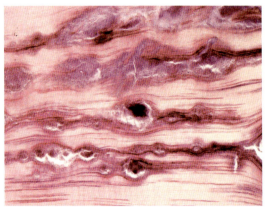

観察のポイント

❶ 象牙質における病巣がみえますか？
❷ 象牙細管を伝って深部に病巣が進行する様子がわかりますか？
❸ 感染した細管が太く濃染していますか？
❹ 数珠状拡大はみえますか？
❺ 裂隙，空洞，軟化崩壊巣はみえますか？
❻ 崩壊産物に混じて細菌がみえますか？

象牙質齲蝕について

　コラーゲンを主体とする有機成分を含んでいるために，エナメル質のようにすみやかに崩壊することなく，脱灰が進んでもある期間は**軟化象牙質**が残る．しかし，やがて融解，崩壊し齲窩を作る．
　象牙質齲蝕の進行は象牙細管を通じて進行し，齲蝕侵襲をうけた象牙細管内では象牙芽細胞突起に変性・崩壊がおこり，歯髄へと細菌侵入が進む．侵入した細菌や分解産物によって象牙細管に**念珠状の破壊性変化**がみられる．病巣は，側方へも拡大し成長線に沿った**裂隙（横裂）**を形成する．
　象牙質の齲蝕巣はエナメル－象牙境を底とし，歯髄側を頂点とする円錐状を呈する．象牙質齲蝕巣では，崩壊層→細菌多数層→細菌少数層→内混濁層→透明層→外混濁層（生活反応層）に分けられている．

2.齲蝕
セメント質齲蝕
cementum caries

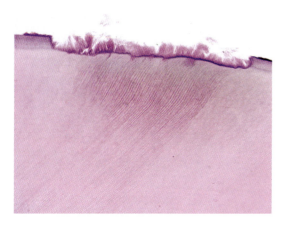
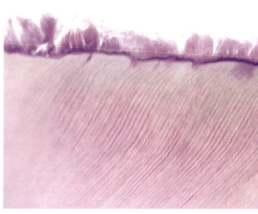

観察のポイント

❶歯頸部のセメント質を確認してください．

❷齲蝕はSharpey線維の走行に沿って進行していませんか？

❸セメント質は表層から剥離・崩壊していませんか？

❹セメント質の欠損部に対応する象牙細管の黒変がわかりますか？

セメント質齲蝕について

　セメント質では，齲蝕はSharpey線維に沿って進行する．齲蝕の進行により表層から崩壊，象牙質表層から剥離していく．そして齲蝕は象牙質へと進行する．

　加齢や辺縁性歯周炎の進行により歯肉が退縮し，露出したセメント質から齲蝕が進行することがある（**根面齲蝕**）．

3. 歯髄の病変
歯髄の退行性病変
degeneration of the pulp

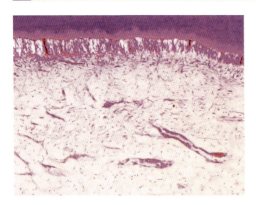

観察のポイント
❶象牙芽細胞はどんな配列をしていますか？
❷歯髄細胞はどんな形をしていますか？
❸萎縮は歯髄のどの部分に起こっていますか？

■歯髄の退行性変化とは

　歯髄組織は狭小な根尖孔を経て神経・血管が交通していることから組織機能の減衰や停止を招き，退行性変化を起こしやすい．特に加齢に伴って根尖孔が狭窄するため血液が十分に供給されないことがある．歯髄では**萎縮**，**変性**といった退行性病変がみられる．

■歯髄の網様萎縮　reticular atrophy

　網様萎縮は歯冠部歯髄にみられ，加齢的に多くなる．象牙芽細胞の大きさは減少して扁平化し，数の減少が認められる．歯髄細胞の数の減少や萎縮に加え，細胞間隙の拡大により，細胞突起が連絡しあって網様構造を呈する．
　これらの細胞では核が消失しておらず，死後変化で起こる変性像とは異なる．

観察のポイント
❶空胞変性を起こしている細胞はどんな細胞ですか？
❷細胞はどんな形をしていますか？
❸周囲の細胞にはどのような変化がみられますか？

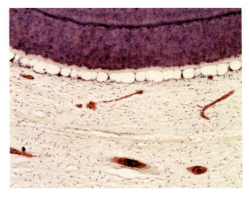

■歯髄の空胞変性　vacuolar degeneration

　主に象牙芽細胞で認められるが，歯随細胞でも認められる．
窩洞形成などの刺激が象牙細管内を伝わって象牙芽細胞に加わると細胞質に小空胞が生じる．空胞変性に陥った細胞は核が圧迫されて辺縁に移動している．

> **MEMO　空胞**
> 細胞の胞体内に蛋白液が貯留する．標本作成時に内容が流出するために空胞になる．死後変化としてもよくみられる．

3. 歯髄の病変
歯髄の石灰化
calcification of the pulp

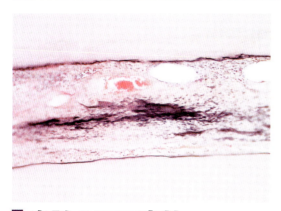

観察のポイント
❶ 石灰沈着は歯髄のどの部位にみられますか？
❷ それはどんな形をしていますか？
❸ 周囲の歯髄組織に変化がありますか？
❹ 第三象牙質や象牙粒と区別ができますか？

■歯髄の石灰変性　calcareous degeneration

歯髄には，加齢に伴って石灰沈着がみられる．多くは歯髄の萎縮に伴って生じ，石灰物は，血管や神経，結合組織線維の走行に一致してびまん性，線維状あるいは不定形に沈着する．高度な石灰変性によって根管がほとんど閉鎖される場合もあり，根管治療が困難となることがある．石灰化した部分はヘマトキシリンに濃染する．

観察のポイント
❶ 歯髄内に象牙質塊がみえますか？
❷ どういう形をしていますか？
❸ 歯髄組織内で遊離していますか？
❹ 髄壁に連続していますか？
❺ 髄壁の象牙質の中にありますか？
❻ 象牙細管はみえますか？
❼ 象牙質粒に接して象牙芽細胞が並んでいますか？

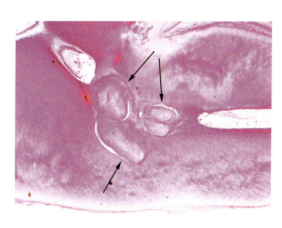

■象牙質粒（瘤）・歯髄結石　denticle

歯髄の中に二次的に形成される結節状の象牙質を**象牙質粒（瘤）**とよぶ．

高齢者の歯髄によくみられ，**歯髄結石**とよばれることもある．

象牙質粒内に象牙細管を有するものを**真性象牙質粒**といい，象牙細管が認められないものを**仮性象牙質粒**という．

象牙質粒の形成は根管内の石灰変性と同様に根管治療を困難にする．

■表：真性象牙質粒の発生する部位による分類

1. 遊離性象牙質粒：
   歯髄組織内にあるもの
2. 壁着性象牙質粒：
   歯髄壁に接しているもの
3. 介在性象牙質粒（間質性）：
   増生した第三象牙質に埋め込まれたもの

3.歯髄の病変

第二象牙質・第三象牙質
secondary dentin・tertiary dentin

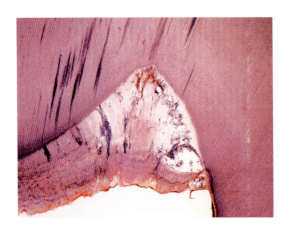

観察のポイント

❶ 第三象牙質はどこに生じていますか？

❷ 観察している第三象牙質の添加の原因となる所見はありますか？

❸ 第三象牙質の象牙細管の配列，走行はどうなっていますか？

❹ 染色性は原生象牙質とくらべてどうですか？

❺ 象牙芽細胞はみられますか？

▍第二象牙質，第三象牙質形成について

　象牙質は歯根完成後も生理的条件下で加齢に伴って形成される．このように後から新生添加される象牙質を**第二象牙質（生理的第二象牙質）**という．この象牙質は歯髄側の全面で形成されるが，歯髄天蓋部，歯根分岐部，根側壁部に多く形成される．

　咬耗，摩耗，酸蝕，齲蝕，窩洞形成などによって刺激をうけた象牙質の歯髄側に形成された象牙質を**第三象牙質（修復象牙質，病的第二象牙質）**という．

3.歯髄の病変
歯髄炎
pulpitis

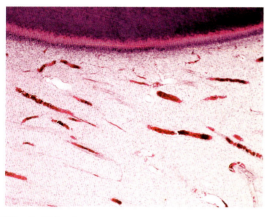

観察のポイント
❶ 歯髄の中の血管はどんな形になっていますか？
❷ このような血管の変化は歯髄のどの範囲でみられますか？
❸ 血管周囲の歯髄にどのような変化がみられますか？
❹ 象牙芽細胞に変性は起きていませんか？

歯髄炎について

歯髄には歯の硬組織を介して間接的に種々の物理的，化学的および細菌性刺激が加わる．また，歯周ポケットや歯根膜を経由して根尖孔や根管側枝から感染が歯髄に波及することがある．さらに血行性に歯髄が細菌に感染することも稀にある．このように歯髄疾患の原因は多岐にわたる．

■表：歯髄炎の分類

歯髄充血	
急性歯髄炎	急性単純性歯髄炎（一部性・全部性）
	急性化膿性歯髄炎（一部性・全部性）
	急性壊疽性歯髄炎
慢性歯髄炎	慢性閉塞性歯髄炎
	慢性潰瘍性歯髄炎
	慢性増殖性歯髄炎（歯髄ポリープ）
歯髄壊死，歯髄壊疽	

■表：歯髄炎の原因

1. 細菌性因子：細菌，細菌性代謝産物（毒素など）
2. 物理的因子：象牙質の切削，外傷，切削時の発熱など
3. 化学的因子：修復材料の化学成分，エッチング時の酸など
4. 神経ペプチド（サブスタンスP）カルシトニン遺伝子関連ペプチド（CGRP）

歯髄充血　hyperemia of the pulp

充血とは動脈血が増加することであるが，歯髄では拡張した毛細血管内に血液が充満した状態をいい，うっ血と区別しない．歯髄に一過性の刺激が加わると，歯髄が充血する．刺激に対する初期の歯髄反応で可逆的な反応である．刺激の強度が弱く，加わった時間が短い場合に見られる．歯髄充血は炎症巣の周辺部歯髄にみられ，多くの場合，歯髄を安静に保つことにより回復する．刺激が持続する場合には，漿液の滲出と少数の炎症細胞浸潤がみられる非可逆性の歯髄炎に移行する．

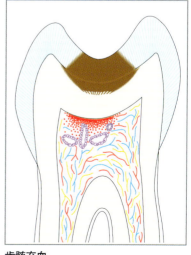

歯髄充血

3.歯髄の病変
急性化膿性歯髄炎
acute suppurative pulpitis

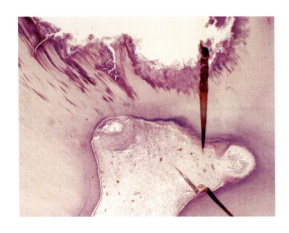

観察のポイント
❶ 歯に齲蝕の形跡はありますか？ 病巣は歯髄のどの部分にみられますか？
❷ 病巣の中心部はどのようになっていますか？
❸ 病巣の境界部にある膿瘍膜はどんな細胞からなりますか？
❹ 病巣周囲の歯髄にはどんな変化がみられますか？

急性化膿性歯髄炎について

細菌が象牙細管を伝って歯髄に達すると激しい炎症を引き起こす．象牙芽細胞の障害，血管透過性の亢進により**多数の好中球**が滲出してくる．やがて好中球のタンパク質溶解酵素により**歯髄膿瘍**が形成され，膿瘍腔内には細菌を貪食した好中球が膿となって存在する．また歯髄は著明に拡張し充血や出血が認められ，膿瘍周囲では神経線維が分布している．臨床的に強度の急性症状を示し，軟化象牙質によって被覆された歯髄（仮性露髄）に著明な好中球の浸潤する化膿性炎の所見を示す．歯冠部に炎症が繰り返し起こると，膿瘍周囲には線維芽細胞と血管からなる肉芽組織や線維性皮膜が作られる（**膿瘍膜**）．化膿性歯髄炎では，**温熱刺激に対して疼痛**が生じ，夜間に疼痛が増大する．所属リンパ節に腫脹，圧痛を認めることもある．

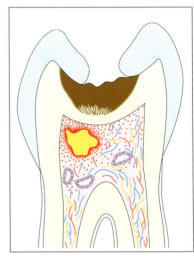

髄角部に膿瘍

> **MEMO 化膿性炎の原因**
> 化膿性炎は，細菌感染がなくても起こる．好中球の滲出を促す因子は，必ずしも細菌毒素ばかりではない．化学的刺激や温熱，放射線などの物理的刺激によっても起こる．

3. 歯髄の病変
慢性潰瘍性歯髄炎
chronic ulcerative pulpitis

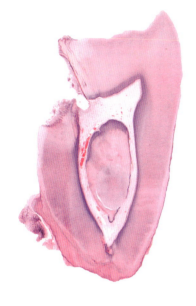

観察のポイント

1. 歯冠のどの部分が齲蝕により崩壊していますか？
2. 歯髄が直接外界と接しているところが確認できますか？
3. 歯髄の表層はどのようになっていますか？
4. 炎症巣にはどんな細胞がみとめられますか？
5. 病巣から歯根部歯髄までにはどんな変化がみられますか？

慢性潰瘍性歯髄炎について

齲蝕が進行し，露髄すると排膿が起こり，結果として歯髄組織の膿瘍部が直接外界に解放され臨床経過の長い実質欠損を伴った病変となる．このような状態を**慢性潰瘍性歯髄炎**という．慢性潰瘍性歯髄炎では，象牙質による皮膜がなくなり，露髄面に歯髄の実質欠損がみられる．そして潰瘍面（歯髄の上部付近）では激しい炎症が起こっており，フィブリン，好中球からなる滲出物が付着し，さらに食物残渣，細菌，膿汁などがみられることがある．その下層には毛細血管や線維芽細胞に富んだ幼弱な肉芽組織層が認められ，リンパ球や形質細胞の浸潤もみられる．

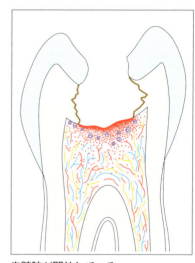

歯髄腔が開放している

＊潰瘍とは上皮が固有層まで欠損した状態のことだが，歯では歯冠部のエナメル質・象牙質が欠損し歯髄が外界と交通した状態をいう．

> **MEMO 慢性炎**
> 炎症反応は，一方で象牙芽細胞を刺激し，潰瘍辺縁で第二象牙質の形成をみることがある．慢性炎とは数か月から数年にわたる炎症の状態をいう．この間，歯髄は損傷と修復をくり返し，肉芽組織ができる．

3.歯髄の病変
慢性増殖性歯髄炎
chronic hyperplastic pulpitis

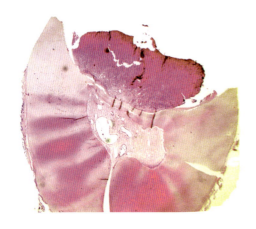

観察のポイント

❶歯髄が咬合面の高さにまで増殖していることを確認できますか？
❷増殖した部分はどんな組織よりできていますか？
❸表層に上皮の被覆がみられますか？
❹一部で潰瘍の形成がみられますか？
❺根部歯髄はどんな状態ですか？

慢性増殖性歯髄炎について
（歯髄ポリープ pulp polyp）

　慢性潰瘍性歯髄炎から肉芽組織がポリープ状に増殖したものである．増殖した肉芽組織は**歯髄息肉**あるいは**歯髄ポリープ**とよばれる．乳歯や若年者の歯のように根尖孔からの血液供給が豊富で生活力も旺盛な歯髄にみられることが多く，歯髄が腔内から突出するように外向性増殖している．ポリープの表層には壊死組織がみられることが多いが，上皮層がみられるものもある．また，表層下には幼弱な肉芽組織がみられ，深部（ポリープの頸部）には線維性結合組織層が存在する．

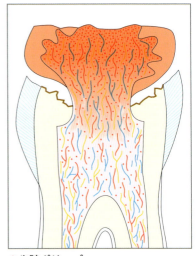

▲歯髄ポリープ

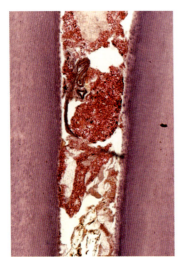

壊疽性歯髄炎（参）

　歯髄が腐敗菌の感染を受けると壊疽性歯髄炎となる．歯髄内には食物残渣や細菌塊などがみられ，強い腐敗臭がある．根尖を通じて根尖性歯周炎を起こす．

MEMO　肉芽組織

　線維芽細胞の増殖と毛細血管の新生からなる．種々の程度に炎症性細胞浸潤を含む．治癒が遅れると，不良肉芽とよばれる．

II 歯周組織の病変

歯周組織とは，歯肉，歯槽骨，歯根膜，セメント質をいい，歯の植立，咀嚼や構音機能を支える働きをする組織群である．ここに起こる病変は直接に歯の機能を障害する．齲蝕と並び最もよく知られている歯周炎は歯周組織の慢性炎症性病変で，歯周組織にさまざまな変化を起こす．歯周炎の発症には，細菌と生体防御因子が複雑にかかわり合っていることが示されているが，歯周炎は歯の喪失をもって終焉する．

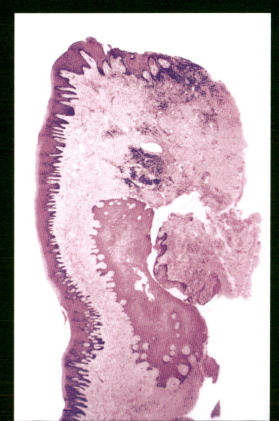

辺縁性歯周炎

辺縁性歯周炎
marginal periodontitis

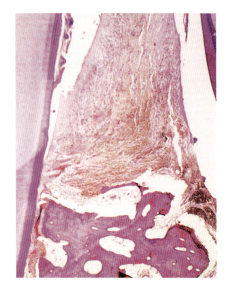
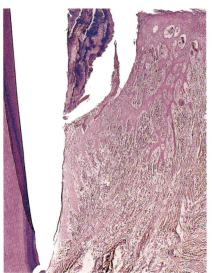
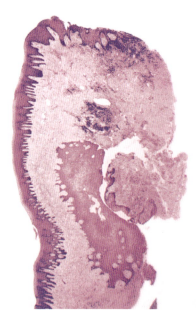

観察のポイント

❶歯肉は退縮していますか？
　❷上皮付着の深部への増殖，セメント質への付着がみえますか？
　❸ポケット内に沈着物はありますか？
　　❹内縁上皮にはどんな変化がみえますか？
❺浸潤する細胞の種類，部位，程度をみてください．
　❻歯根膜の消失はありますか？
　　❼歯根膜の破壊がわかりますか？
　　　❽歯槽骨の吸収はどのレベルですか？

病理組織学的所見

歯周ポケットに細菌塊がみられ，ポケット内縁にはげしい炎症が起こっている．内縁上皮の不規則な伸長と著明な炎症性細胞浸潤がみられ，セメント質，歯根膜の消失，歯槽骨頂の吸収がみとめられる．

辺縁性歯周炎について

　辺縁性歯周炎（慢性歯周炎）は歯周組織（歯肉，歯槽骨，歯根膜，セメント質）の非特異的炎症反応であるが，炎症はより広範な広がりをみせ，**歯肉は腫脹し，ポケットの深化，歯根膜，セメント質，歯槽骨などの組織構造の破壊**がみられ，歯肉縁の退縮がみられる．病態によって慢性歯周炎，侵襲性歯周炎，遺伝に伴う歯周炎の3つのタイプに分けられる．

■表：歯周病の原因

直接的要因	プラークおよび歯周病原細菌
修飾因子	①局所因子 歯石，歯列不正，口腔乾燥，不適切補綴物，歯ぎしり
	②全身因子 栄養障害，内分泌異常，遺伝的傷害
	③社会因子 喫煙，食習慣
	④心理的・社会的ストレス

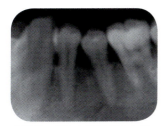

歯槽骨の吸収と歯根部のカリエス

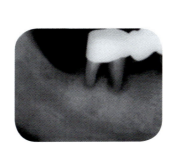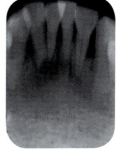

根尖部まで歯槽骨が吸収し，浮遊歯の状態になっている

MEMO　歯周炎の免疫学的側面

　グラム陰性菌が産生・放出するLPS，exotoxin，leukotoxinは好中球・マクロファージの機能を障害し，大量のリゾチーム，プロスタグランジン，コラゲナーゼを局所で産生・放出し，細胞や組織を破壊する．
　LPSはさまざまな生物活性を示し，免疫系を活性化するが，免疫寛容をも誘導する．また，破骨細胞を誘導し，骨吸収を促進する．

歯周病の病理発生

プラーク付着に伴う歯周病の発症・進行過程について①開始期，②早期，③確立期，④発展期の4段階に分類することができる．(図：新口腔病理学第2版　P84，図6－7引用)

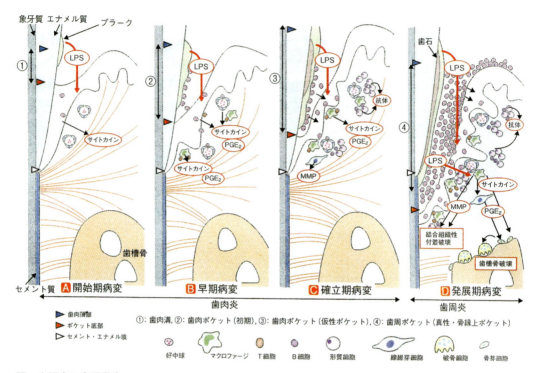

図：歯周病の病理発生

①開始期病変

　細菌やLPSなどが接合上皮を刺激し，炎症性サイトカインが産生される．サイトカインにより血管が拡張し，浮腫や好中球の局所遊走が起こる．(急性滲出性炎開始)

②早期病変

　上皮性付着破壊により，初期の歯肉ポケットが形成される．好中球やマクロファージがサイトカインを産生する．接合上皮直下領域にT細胞が浸潤する．(獲得免疫反応への移行)

③確立期病変

　B細胞および形質細胞が多数浸潤する．細菌由来物質や好中球由来物質により接合上皮が破壊される．歯肉の浮腫性腫大が大きくなり，歯肉溝が深くなる（仮性ポケット）．(B細胞性病変の確立)

④発展期病変

　炎症性細胞浸潤が根尖側の歯周組織まで広がり，歯周炎へ移行する．アタッチメントロスが生じ，歯根膜線維破壊および歯槽骨の吸収・破壊がみられる．(真性ポケットの形成)

歯肉増殖

歯肉組織のコラーゲン線維の過剰増生による歯肉が腫大する病変である．薬剤による薬物性歯肉増殖症は，**抗けいれん薬（抗てんかん薬）であるフェニトイン（ダイランチン），高血圧，狭心症に用いられるニフェジピン，免疫抑制剤であるシクロスポリンA**などが原因となる．遺伝性疾患の場合は，小児の歯肉の一部あるいは全部の粘膜固有層に線維組織が密に増殖する遺伝性歯肉線維腫症がある．

壊死性歯周疾患

歯肉の壊死と潰瘍形成を特徴とする歯周疾患である．歯肉に限局した壊死性潰瘍性歯肉炎と，歯槽骨まで波及した壊死性潰瘍性歯周炎に分類される．喫煙，ストレス，白血病やHIVなどの全身疾患が素因としてあげられる．

遺伝疾患に伴う歯周炎

ダウン症候群，白血球接着機能不全症候群，パピヨン―ルフェーブル症候群，チェディアック―東症候群などがある．

咬合性外傷

1) 一次性咬合性外傷

正常な歯周組織を有する歯に，過度な咬合力が加わった結果歯周組織に外傷が生じること．早期接触やブラキシズムなどにより起こる．

2) 二次性咬合性外傷

歯周炎の進行により，支持歯槽骨が減少して咬合負担能力が低下した歯に生じる外傷．
生理的咬合力によっても引き起こされる．

エプーリス
epulis

　エプーリスとは歯肉に生じる限局性腫瘤を意味する臨床的な用語で，反応性に生じる歯肉の肉芽組織性腫瘤に対して一般的に用いられている．エプーリスは持続的に加わる局所刺激に対応して，歯肉結合組織や歯周靭帯から肉芽組織が増生することによって形成される．刺激が加わりやすい有歯部歯肉に生じいずれの年代にも発生する．通常，歯間乳頭部の示指頭大から拇指頭大の腫瘤としてみられる．表面は平滑または分葉状を呈し，潰瘍に陥っていることもある．

■表：組織学的構造によるエプーリスの分類

肉芽腫性エプーリス
線維性エプーリス
線維腫性エプーリス
骨形成性エプーリス
巨細胞性エプーリス
血管腫性エプーリス

■表：発生した時期による分類

先天性エプーリス
妊娠性エプーリス

肉芽腫性エプーリス

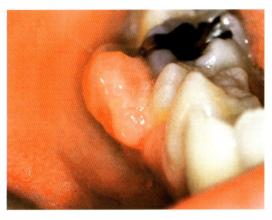
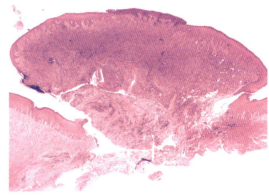

観察のポイント

❶上皮下にはどんな細胞が増生していますか？

　　　❷血管の数はどうですか？

　　　　　❸膠原線維の状態はどうですか（太さ，走行）？

❹骨や石灰化物がありますか？

　　　❺歯肉粘膜上皮の形態はどうなっていますか（角化の程度，厚さ，上皮突起の形態）？

病理組織学的所見

　炎症性の肉芽組織からなるもので，毛細血管に富み，著明な炎症性細胞浸潤を含むが線維の形成は少ない．分葉状に増殖する場合には，毛細血管性血管腫と病理組織像が類似する．妊娠性エプーリスにこの病理像が特徴的である．

線維性エプーリス

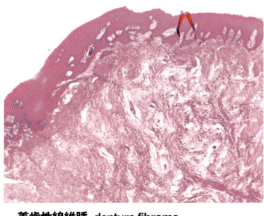

病理組織学的所見

　増殖の主体が**線維性組織**からなるもので，エプーリスのなかで最も多くみられる．肉芽腫性エプーリスの肉芽組織が陳旧化し線維化が進むにつれて線維芽細胞や毛細血管が減少し，白くて硬い線維性エプーリスとなると考えられる．

　義歯による持続的な刺激によってできる義歯性エプーリス（義歯性線維腫）がこの像を呈する．

義歯性線維腫　denture fibroma

　不適合な義歯床の刺激により床縁部の粘膜に弁状ないし分葉状の粘膜の増殖がみられる．このようなものを義歯性線維腫とよんでおり，真の線維腫ではない．赤く肉芽腫様のものから線維腫様の白く硬いものまで種々の程度のものがある．

線維腫性エプーリス

線維性エプーリスと比べ頻度は少ない．増殖する線維のパターンが単調で硬く**粘膜上皮は上皮突起がみられず平坦**で増殖した繊維組織に圧平されたようにみえる．時として石灰化物を含んでいる．

骨形成性エプーリス

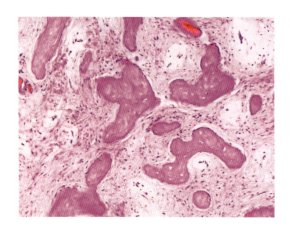

病理組織学的所見

線維性あるいは線維腫性エプーリスの病巣中に，さまざまな程度の骨の形成をみるもので，少量の線維性化骨から層板構造をみとめ骨髄の形式をみるものまである．また，石灰化物がセメント質様の構造を示すものもある．線維芽細胞も密度を増し，組織学的に顎骨内の骨形成線維腫（セメント質骨形成性線維腫）と同様な像を示すものもある．骨のでき方もさまざまで，表層にできた潰瘍の直下に放射状に線維骨が形成されるもの，中央部に梁状の骨ができるもの，骨髄を有する層板状の骨，歯根膜に近接しセメント質様の石灰化物を混在するものなどがある．これらは反応性にできるものばかりでなく，増殖した細胞が骨の形成に積極的に関与していると考えられるものもあり，腫瘍性病変との鑑別は必ずしも容易でないことがある．

巨細胞性エプーリス

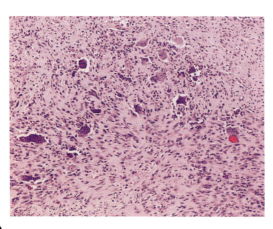

病理組織学的所見

紡錘形または多角形の間葉性単核細胞が増生する．毛細血管に富んだ結合組織内には破骨細胞性の多核巨細胞が多数観察される．真の腫瘍ではなく**細胞（修復性）肉芽腫**と呼ばれている．きわめてまれな病変である．**顎骨中心性巨細胞（修復性）肉芽腫**が同様の組織像を示す．

血管腫性エプーリス

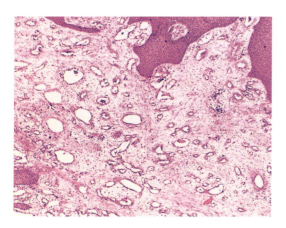

病理組織学的所見
毛細血管の増生と拡張が著明であり，血管腫様の構造をとる．頻度は多くなく，まれに内皮細胞の増殖を伴うものもある．時として毛細血管腫と鑑別が難しいものもある．

先天性エプーリス

新生児の歯肉に発生するまれな腫瘤で，豊富な顆粒状細胞質を有する細胞のシート状あるいは胞巣状の増殖を特徴とする．女児に多く（男：女＝1：8～10）下顎より上顎に多く発生する．由来は明らかになっていない．

妊娠性エプーリス

妊娠に中の母親の歯肉におこるエプーリスであり，肉芽腫性および血管腫性のエプーリスが多くみられる．

歯根肉芽腫
radicular granuloma

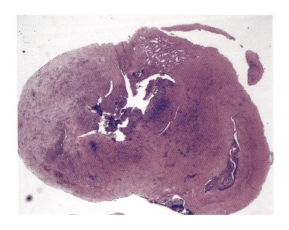
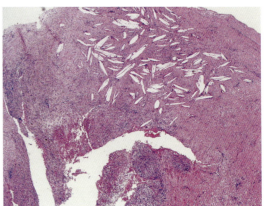

観察のポイント

❶病巣はどこに位置していますか？

❷中心部に慢性膿瘍がみえますか？

❸膿瘍を囲んで肉芽組織がみえますか？

❹肉芽組織はどのようにみえますか？

❺外層に線維性結合組織がみえませんか？

❻上皮成分の増殖はありますか？

病理組織学的所見

　歯根に連続して肉芽組織が増殖している。病変は内外2層に分けられ中心部には毛細血管や線維芽細胞などが増殖し炎症性細胞浸潤に富む幼弱な肉芽組織で外層に向かって線維化し結合組織に移行する。肉芽組織内には慢性炎症巣でよくみられ、**Russell小体**や**コレステリン結晶が抜けた裂隙**、変性した脂肪を貪食した泡沫細胞（偽黄色腫細胞）などがみられる。周囲骨の反応性増殖を認める。

歯根肉芽腫について

　感染根管内の細菌菌体やその産生物，組織の分解産物，根管滲出液が根尖孔から根尖部の歯周組織に到達し，炎症巣を形成する．マクロファージや上皮層からサイトカインやケモカインが放出されることにより，多数の炎症性細胞浸潤がみられ，好中球の進出により組織破壊が起こる．急性の変化として，しばしば化膿性炎を起こし，**根尖膿瘍**を形成する．

　根管治療により細菌の数が減少するとやがて線維芽細胞と毛細血管の豊富な肉芽組織の形成が生じ，**歯根肉芽腫**となる．脂肪変性した好中球である膿球が壊死すると，組織内には多量のコレステロールなどの脂質が放出されこの脂質を貪食したマクロファージは泡沫細胞あるいは偽黄色腫細胞といわれる．泡沫細胞が壊死すると組織内にコレステリン結晶の沈着が起こる．この時期に，炎症性細胞浸潤に混じり，**Malassezの上皮残遺**などから上皮の増殖が起こりこの上皮巣の中心に栄養障害や壊死が生じて囊胞化をきたしのちに歯根囊胞を生じるもととなる．

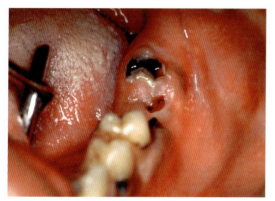

進行したカリエスがみられる

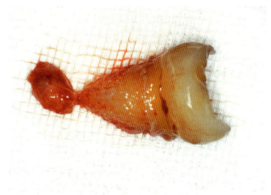

根尖部に付着している肉芽腫

　歯根肉芽腫は根管からの細菌性刺激の持続により，好中球，マクロファージの集簇が起こり，根尖の組織を破壊することから始まる．現在，IL-8, RANTES, MCPなど多くのケモカインやIL-1, IL-6, TNFをはじめとするサイトカインが複雑に関与して肉芽腫を形成することが明らかにされている．これらのケモカイン，サイトカインやプロスタグランジンは歯根膜内で休止しているMalassezの上皮残遺を活性化して上皮の増殖をうながし，破骨細胞を活性化し骨組織を融解・吸収し，上皮と肉芽組織の混在する特異な肉芽腫を形成する．上皮の増殖は歯根囊胞へとつながる．

根尖病変の液性免疫

　歯根肉芽腫や歯根囊胞では，局所で液性免疫反応もみとめられ，細菌の菌体成分や毒素に対する抗体産生が病巣で確認できる．抗体はIgGが主体（約70％）で，IgA, IgM, IgEの産生もみとめられる．また補体（C3）もみられ，免疫複合体の形成も報告されていることから，局所の組織障害に関与していると考えられる．

歯根嚢胞
radicular cyst

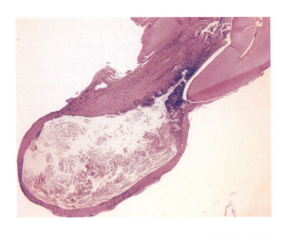
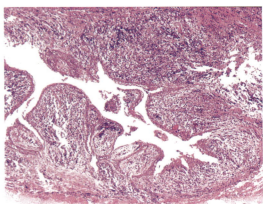

観察のポイント

❶嚢胞はどこに位置していますか？

❷嚢胞壁は3層からなっていませんか？

❸内腔を裏装している上皮層はどのようにみえますか？

❹肉芽組織層がみえますか？

❺炎症性細胞浸潤の程度はどうですか？

❻線維性結合組織層がみえますか？

❼その他，hyaline body，コレステリン裂隙はみえますか？

病理組織学的所見

　線維性の被膜に囲まれた嚢胞がみられる．内腔を裏装する上皮は，しばしば炎症によって剝離し，消失していることがある．嚢胞の壁には炎症性変化の著しい肉芽層がみられ，コレステリン裂隙をみることがある．完成された嚢胞では，広い内腔が形成され，被膜の炎症性変化も減弱している．

> **MEMO　嚢胞の構成**
> 1. 嚢胞腔
> 2. 嚢胞上皮
> 3. 被膜（肉芽層）

歯根嚢胞について

　歯根嚢胞の形成には歯根膜内のMalassez上皮残遺が関係しており種々の原因（刺激）で上皮細胞が上皮化し嚢胞化する．嚢胞壁は根管からの感染が継続していると激しい炎症性細胞浸潤がみられ，嚢胞の上皮が剥離してしまうこともある．嚢胞腔内には黄色みを帯びた粘液性浸出液が貯留しており，剥離上皮細胞，コレステロール結晶，白血球などが含まれる．嚢胞壁は3層からなり，内側から重層扁平上皮層，肉芽組織層，結合組織層である．上皮下の肉芽組織にはコレステリンが析出し，組織標本では針状の裂隙となってみられる．そのほか泡沫細胞，Russell小体などの炎症に関する組織変化を認める．

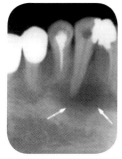 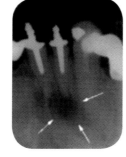 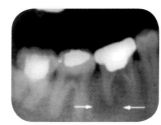

根尖部の透過像（矢印）

歯肉増殖症
gingival hyperplasia

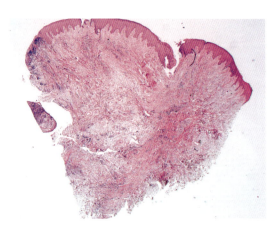
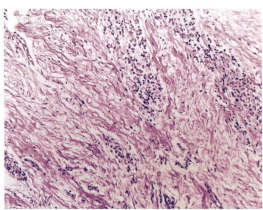

観察のポイント

❶ 上皮下に不規則な走行を示す線維芽細胞がみえますか？

❷ 膠原線維はどのようにみえますか？

❸ 炎症性細胞浸潤がみえますか？

病理組織学的所見

　歯肉上皮下に，膠原線維の単調な増殖がみられる．炎症性細胞浸潤は，上皮下および線維束の間にみられる．膠原線維の増生以外に，特徴的な所見はない．

歯肉増殖症について

　てんかん治療薬のフェニトイン（ダイランチン）などの抗痙攣剤や**抗狭心症薬のニフェジピン**，**免疫抑制剤のシクロスポリン**などの薬物を服用している患者の歯肉に，著しい増殖性病変があらわれることがある．歯肉の発赤，疼痛，出血などの症状は薬を服用後2〜3週から出現し，約1か月で歯肉の増殖が始まる．

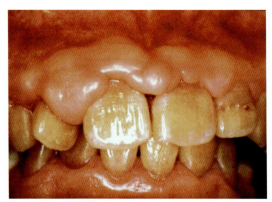

著明な増殖がみられる歯肉

III 顎骨の病変

顎骨の特徴は，他の骨格骨と異なり膜内骨化により形成され，その構造が歯の発生，発育および萌出，咬合などに影響を受ける点にある．ここにみられる病変は，局所の病因のほか，遺伝子，ビタミン，ミネラル，ホルモンなど全身性因子の影響を受ける．

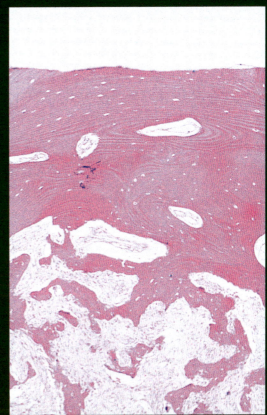

線維性異形成症

骨髄炎
osteomyelitis

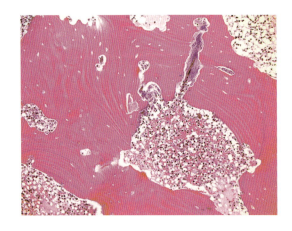

観察のポイント
❶ 骨髄にはどんな細胞がみえますか？
❷ 骨が破壊されている像がみえますか？
❸ 骨が壊死して腐骨となっていることがわかりますか？
❹ 細菌の集団がみえますか？
❺ 膿はみえますか？

病理組織学的所見

骨髄は著しい好中球の浸潤により組織破壊が起こり，ほとんど空洞化している．細菌塊が骨髄にみられ，骨縁には破骨細胞による不規則な吸収窩が残っている．

骨細胞は壊死が起こり消失し，周囲の骨から連続性を失って骨片となることを，腐骨の分離とよんでいる（エックス線所見）．慢性化すると，修復機転により骨髄は線維化し，骨も一部再生される．

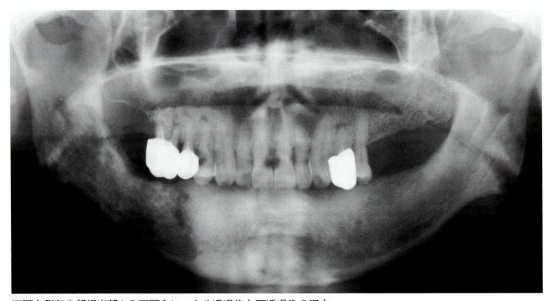

下顎右側臼歯部相当部から下顎角にいたる透過像と不透過像の混在

骨髄炎について

急性骨髄炎

急性骨髄炎は根尖膿瘍，抜歯後の感染，骨折などの外傷から波及して生じることが多く，まれに菌血症により生じることもある．骨髄は化膿性の滲出物で占められ壊死に陥り，病巣内には細菌塊をみとめ，骨の周辺には破骨細胞が出現し，不規則な骨吸収窩を形成する．骨が壊死に陥ると，周囲の骨から分離し腐骨となる．

慢性骨髄炎

慢性骨髄炎は感染が持続し，長期にわたる弱い炎症が存在することにより生じる．病変の程度はさまざまで，その程度は菌の毒力と患者の抵抗力とのバランスにより決まる．多くの場合，骨髄は線維性組織におきかわっているが，細菌巣をみとめることもある．癌の治療で頭頸部にエックス線照射を受けた患者の20％に骨壊死が生じて，慢性骨髄炎となる．

■表：骨髄炎の原因

1. 根尖膿瘍の波及
2. 抜歯窩からの感染
3. 辺縁性歯周炎の続発
4. 智歯周囲炎の続発
5. 残根
6. 血行性感染

ビスフォスフォネート関連顎骨壊死 (Bisphosphonate-Related OsteoNecrosis of the Jaw：BRONJ)

骨吸収抑制薬であるビスフォスフォネート投与を受けた患者に難治性顎骨壊死が起きることが2003年に初めて報告された．その後骨吸収抑制薬以外の抗RANKL抗体や血管形成阻害薬の投与も顎骨壊死に関連していることから，薬剤関連顎骨壊死（Medication-Related OsteoNecrosis of the Jaw：MRONJ）という名称も用いられている．発生機序は未だ明らかになっていない．危険因子として，抜歯，インプラント等顎骨侵襲を伴う外科処置があげられる．

増殖性骨膜炎を伴う慢性骨髄炎 (ガレーの骨髄炎 Garré's osteomyelitis)

画像所見では，骨皮質表面において層状に配列する硬化線を伴った骨膜性骨増生がみられる．玉ねぎの皮の外観に類似していることから，玉ねぎの皮様の骨増生と呼ばれる．

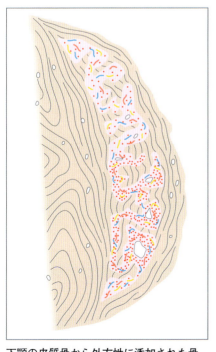

下顎の皮質骨から外方性に添加された骨

硬化性骨髄炎
sclerosing osteomyelitis

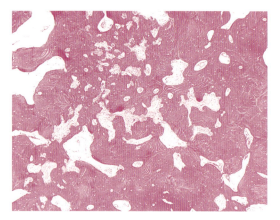 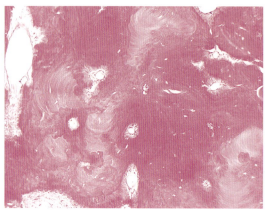

観察のポイント

❶骨梁が不規則に配列していることがわかりますか？
　　❷骨髄が線維化しているのがわかりますか？
　　　　❸骨の改造線はどんな走行を示していますか？
　　　　　　❹骨髄の炎症性変化はみられますか？

病理組織学的所見

　骨髄は線維組織におきかわっている．慢性炎症性細胞浸潤がみられるが，軽度であることが多い．骨梁は不規則な形状を示し，周囲に骨芽細胞や破骨細胞がみられる．骨は緻密で不規則な改造線をみる．**限局性硬化性骨髄炎**では，炎症性細胞浸潤は乏しく，骨髄の量も少ない．

硬化性骨髄炎について

びまん性硬化性骨髄炎

下顎骨や上顎骨における慢性炎症性反応の一つで，歯周病原菌などの毒力の弱い菌に対する反応として**骨の硬化**が起こると考えられる．臨床的には違和感，不快感，鈍痛などを訴えるものが多い．骨髄は線維化をきたし，炎症性細胞浸潤を種々の程度に含んでいる．骨髄炎が長期化し，弱い刺激が継続すると，骨が過剰に形成される．骨髄の占める比率は低下し，骨芽細胞が多数出現し，骨の添加がみられる．硬化部は**緻密な骨質**からなり，不規則な改造線がみられる．骨髄はきわめてわずかに残る．

本病変は，根尖性セメント質骨性異形成症，セメント質腫などとの鑑別が難しい．経過，隣接歯の状態，エックス線像，病理組織像などの総合的判断が必要である．

限局性硬化性骨髄炎

比較的よくみられる病変で，無症状に経過する．歯髄からの弱い炎症性刺激に反応して，根尖部に骨硬化像をきたす．組織学的に**根尖部に限局した緻密な骨質**をみとめる．骨髄に乏しく，炎症性細胞もほとんどみられない．セメント質骨性異形成症やセメント芽細胞腫との鑑別が常に問題となる．

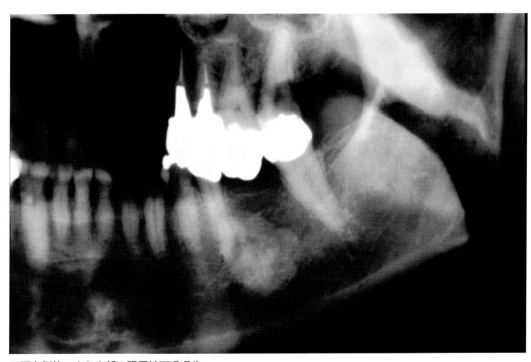

下顎左側第一大臼歯部の限局性不透過像

線維性異形成症
fibrous dysplasia

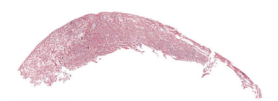

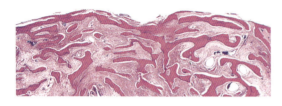

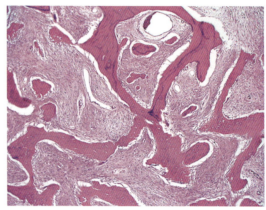

観察のポイント

❶ 骨と線維性組織の割合はどうなっていますか？

❷ 骨梁の形態はどうなっていますか？

❸ 細胞の封入はありますか？

❹ 骨梁の周囲に骨芽細胞はみえますか？

❺ 線維成分の細胞密度は高いですか？

病理組織学的所見

　骨髄が線維性組織におきかえられ，その中に細く不規則な梁状の線維骨が多数みられる．線維組織は細胞密度が高く，膠原線維の形成量はさまざまである．線維骨は，病巣の周辺では既存の骨と移行を示す．また，時として層板骨をみることもある．被膜はみられず，病巣の境界が明らかでないことがある．

線維性異形成症について

本症は，Albright (1937) が**皮膚の褐色色素沈着（café-au-lait斑），女児の性的早熟（早発性思春期）**をきたす内分泌障害，**多骨性線維性骨炎**を報告したことに始まる．しかし，骨病変のみで内分泌障害を伴わない症例があること，顎骨では単発性病変が多いことから，独立疾患として**顎骨の線維性異形成症 fibrous dysplasia** が提唱されている．

顎骨での発生は上顎に多くみられ，臼歯部に多く，前歯部は少ない．エックス線所見で，透過像の中に**スリガラス様の半透過像**および斑点状の不透過像をみとめる．しかし，骨の石灰化の状態により異なる．

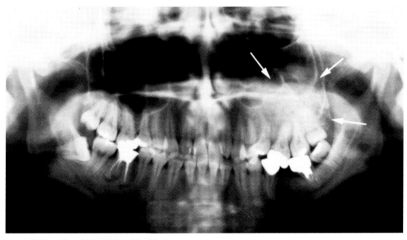

スリガラス様の半透過像（矢印）

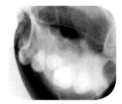

膨隆などはみられない

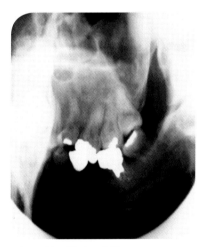

びまん性に拡がる病巣

Langerhans細胞組織球症 (histiocytosis X) Langerhans cell histiocytosis

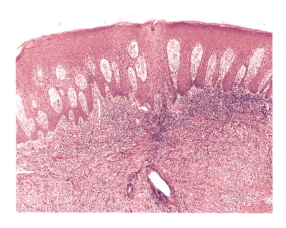
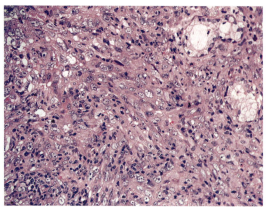

病理組織学的所見

❶病巣内に大型の組織球が敷石状に並んでいるのがわかりますか？

❷明るい核や豊富な細胞質を持っていることを確認してください．

❸非特異的な炎症像も混在しているために肉芽組織としてみえます．

❹好酸球が病巣内に多いことがわかりますか？

病理組織学的所見

歯槽骨が船底型に欠損し，多数歯が浮遊歯となり，抜歯せざるを得なくなる．骨の欠損部には大型の組織球を主とする肉芽組織が増殖し，好酸球を混じた病巣が形成されている．

Langerhans細胞組織球症について

ランゲルハンス細胞の腫瘍性増殖を特徴としており，以前は好酸球性肉芽腫，ハンド・シュラー・クリスチャン病，レッテラー・ジーベ病とよばれていた3亜型の病名があり，総称して組織球症Xと呼ばれていた．現在では病変部位が単一の臓器（単一臓器型）か，2つ以上の臓器（多臓器型）かで分類されている．

IV 口腔領域の囊胞

　歯原性囊胞とは，歯原性上皮を起源とする裏装上皮を有し，大部分は顎骨内に，一部は歯肉・歯槽粘膜に生じる．発生機序により，炎症により反応性に生じる炎症性囊胞と歯の発生異常に起因する発育性囊胞に分けられる．非歯原性囊胞とは，囊胞壁の裏装上皮が歯原性上皮細胞に由来しない囊胞であり，顎骨内に発生するものあるいは軟組織に発生するものがある．

歯原性囊胞の分類（WHO，2017）	
炎症性歯原性囊胞	**発育性歯原性囊胞**
歯根囊胞（p.34参照）	含歯性囊胞
炎症性傍側性囊胞	歯原性角化囊胞
	側方性歯周囊胞
	歯肉囊胞
	腺性歯原性囊胞
	石灰化歯原性囊胞
	正角化性歯原性囊胞

顎骨内に発生する非歯原性囊胞	
鼻口蓋管（切歯管）囊胞	術後性上顎囊胞
単純性骨囊胞	動脈瘤様骨囊胞
静止性骨空洞	
軟組織に発生する非歯原性囊胞	
類皮囊胞および類表皮囊胞	
鰓裂囊胞（鰓囊胞・リンパ上皮性囊胞）	
鼻歯槽囊胞	
甲状舌管囊胞	

1. 発育性歯原性囊胞
含歯性囊胞
dentigerous cyst

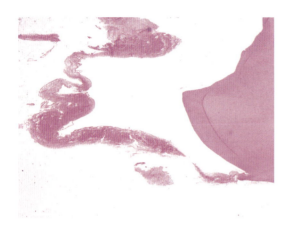
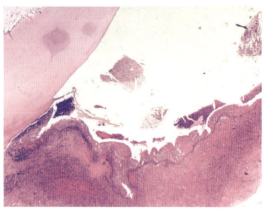

観察のポイント
❶囊胞と埋伏歯の位置関係はどうなっていますか？
❷囊胞壁の厚さはどんなですか？
❸裏装上皮はどうなっていますか？
❹炎症による二次的変化はどのようにみえますか？

病理組織学的所見
　囊胞壁は重層扁平上皮により裏装されており，角化はほとんどないものから，錯角化，正角化がみられるものまでさまざまである．慢性炎症や二次感染が波及すると上皮は過形成を示し，炎症が広がると肉芽層や上皮の剝離が起こり，時として診断を困難にする．また，上顎にできるものでは粘液細胞や線毛円柱上皮をみとめることもある．

含歯性囊胞について

　含歯性囊胞は，埋伏歯あるいは萌出途中の歯の歯冠と関連して発生する囊胞である．エナメル器の残遺と形成された歯冠の間に囊胞が形成される．したがって，囊胞壁の一端は歯冠により構成される．また，退縮するエナメル器の一部が変性・液化して囊胞を形成することがある．

　エックス線所見では，**埋伏歯の歯冠を含む**著明な透過像としてみられる．

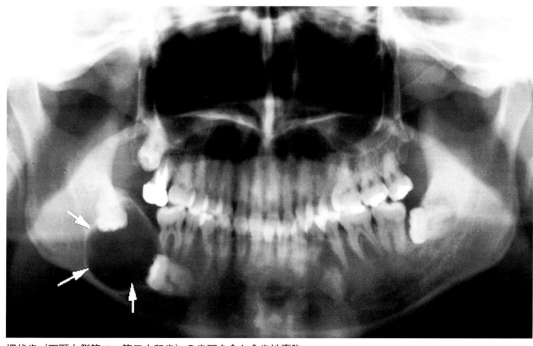

埋伏歯（下顎右側第二・第三大臼歯）の歯冠を含む含歯性囊胞

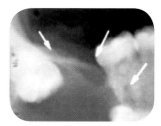

上部では骨の被包はない

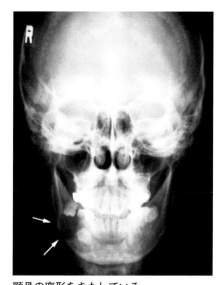

顎骨の変形をきたしている

1. 発育性歯原性囊胞
歯原性角化囊胞
odontogenic keratocyst

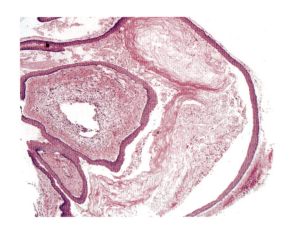
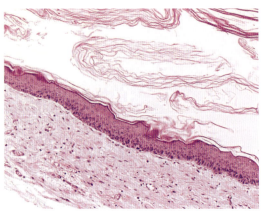

観察のポイント

❶囊胞壁はどんな細胞からなっていますか？

❷裏装上皮はどんな上皮からなりますか？ 上皮の厚さや基底層の形態は？

❸囊胞腔の内容物はどんなものですか？

❹大きな囊胞のほかに，娘囊胞がみとめられますか？

❺組織像が似ている軟部組織にできる囊胞は何ですか？

病理組織学的所見

　本囊胞は比較的薄い上皮に裏装されており，表層は錯角化を示し，上皮突起は欠き基底層はクロマチンに富んだ均質な大きさの核を持つ基底細胞が柵状に配列している．囊胞腔にはおから状の**角化物**が充満している．囊胞壁には，**小囊胞（娘囊胞）**や上皮塊をみることがある．

歯原性角化囊胞について

2005年のWHO分類では角化囊胞性歯原性腫瘍として扱われていた．その理由として上皮の活性が高く再発傾向があることであった．しかしながら2017年のWHO分類では，囊胞に再分類されている．その理由として，腫瘍としての特有の1つとされていたPTCH遺伝子変異が必ずしも特異的でないことや，開窓療法による病変の縮小などの臨床病態が腫瘍に至らないことなどが挙げられている．

本囊胞の発生は幅広い年齢分布を持つが，**10〜20歳代**に多く好発する．**下顎の角部**から**下顎枝部**にかけて好発する．顎骨は無痛性の腫脹をきたす．画像所見では，境界明瞭な単胞性あるいは多胞性の透過像を示し，波状縁をしばしば伴う．

小児にみられる場合，**基底細胞母斑症候群**の一部として多発性に生じることがある．

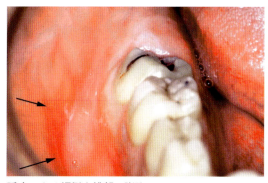

腫瘍による頬側歯槽部の膨隆

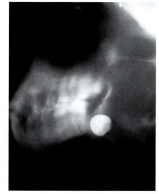

埋伏歯に関連した腫瘍

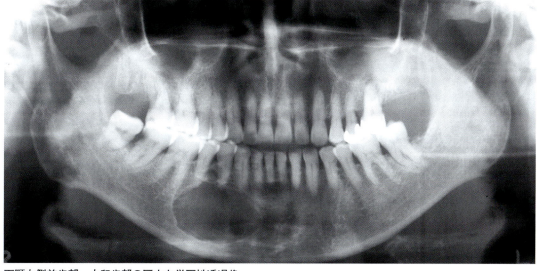

下顎右側前歯部〜小臼歯部の巨大な単房性透過像

> **MEMO**
> **基底細胞母斑症候群（母斑性基底細胞癌症候群，ゴーリン症候群）basal cell nevus syndrome**
>
> GorlinとGoltzによって報告されたPTCH遺伝子異常によって生じる常染色体優性遺伝疾患である．主な症状として，多発する基底細胞癌，掌蹠小窩，二分肋骨，大脳鎌の石灰化，多発性の歯原性角化囊胞などを示す．PTCH遺伝子異常によって，葉を含むさまざまな組織の発生に関与するSHHシグナル伝達経路に影響を及ぼすことが成因と考えられている．

1. 発育性歯原性嚢胞
石灰化歯原性嚢胞
calcifying odontogenic cyst

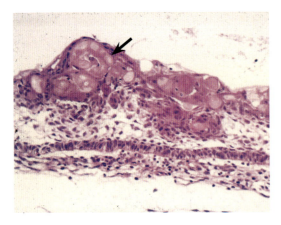
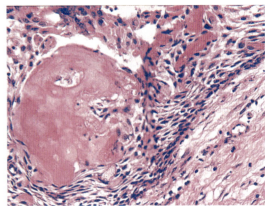
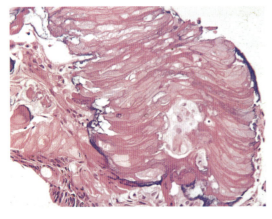

観察のポイント

❶裏装上皮はどんな上皮からなりますか？

❷大型で核の抜けた特徴的な細胞がみえますか？

❸石灰化はわかりますか？

❹上皮に接する結合組織を注意深くみてください．
硝子化や骨の形成がみられることがあります．

病理組織学的所見

　嚢胞壁はさまざまな厚さの上皮組織に裏装された線維性組織よりなる．裏装上皮は，エナメル上皮腫様で基底層に柵状配列を示し，その上部では，星状や網状を呈している．また，腫大した好酸性細胞質を有し核が脱落した**幻影細胞（ghost cell）**の出現がみられ，その一部は**石灰化**を示していることもある．裏装上皮の基底膜側に接して**硝子様物質や骨を誘導**しているものがある．

石灰化歯原性囊胞について

　2005年のWHO分類では，石灰化嚢胞性歯原性腫瘍として腫瘍に分類されていた．幅広い年齢層に発生するが，10～30歳代に多い．顎骨内あるいは周辺性に発生し，上下顎とも前歯部に好発しやすい．発育は緩慢で，増大すると無痛性の顎骨の膨隆をきたす．若年者では歯牙腫を合併することがある．画像所見では，境界明瞭な透過像の中に種々の程度に不透過像を伴う．

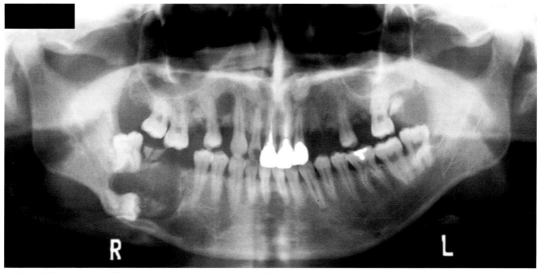

下顎右側第一小臼歯～第三大臼歯相当部に，埋伏歯を伴う多房性の透過像がみられる

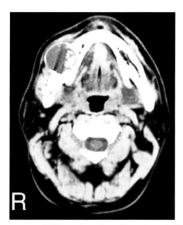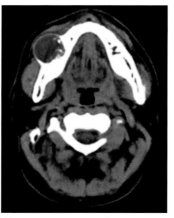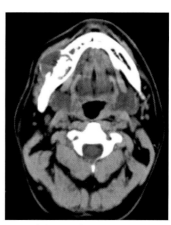

下顎右側第一小臼歯～第三大臼歯相当部に，low densityな部をみとめる．また，内部に不定形のhigh densityな内容物をみる．皮質骨は菲薄で，一部欠損している

非歯原性囊胞の分類

顎骨内に発生する非歯原性囊胞		軟組織に発生する非歯原性囊胞
鼻口蓋管（切歯管）囊胞	術後性上顎囊胞	類皮囊胞および類表皮囊胞
単純性骨囊胞	動脈瘤様骨囊胞	鰓裂囊胞（鰓囊胞・リンパ上皮性囊胞）
静止性骨空洞		鼻歯槽囊胞
		甲状舌管囊胞

鼻口蓋管囊胞

切歯管囊胞ともよばれる．胎児期の左右の口蓋突起が融合した後，後口蓋前方に残る鼻口蓋管（切歯管）の口腔や鼻腔の交通が閉鎖され，上皮が消失せずに囊胞となる．

2.顎骨内に発生する非歯原性囊胞

術後性上顎囊胞
postoperative maxillary cyst

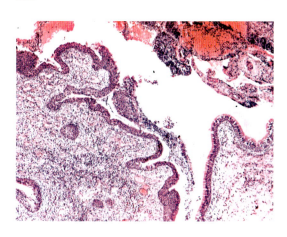 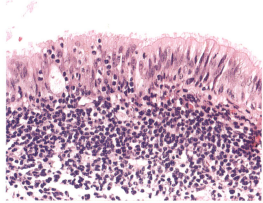

観察のポイント

❶上顎洞粘膜が蛇行しているのがみえますか（弱拡大）？

❷上皮はどんな形態ですか？

❸粘膜は，浮腫が著しく肥厚しているのがみえますか？

❹肥厚した部位にはどんな炎症性細胞が浸潤していますか？

❺粘液腺の増生がみえますか？

病理組織学的所見

瘢痕組織からなる囊胞壁を持ち，洞粘膜の線毛円柱上皮により裏装され，入り組んだ複雑な囊胞壁を形成することが多い．基本的には粘液貯留囊胞である．

術後性上顎囊胞について

術後性頰部囊胞ともよばれる．洞粘膜の粘液腺が蓄膿症の根治手術後にできる瘢痕組織内に埋め込まれ，**手術後10年から30年の経過を経て粘液の貯留による囊胞ができる（粘液腺の埋入）**．あるいは根尖から上顎洞へ波及した炎症により，粘液腺が閉鎖され粘液の貯留が起こることもある（**粘液腺導管の閉鎖**）．

> **MEMO　非歯原性囊胞**
>
> 囊胞裏装上皮が歯原性上皮以外の上皮に由来すると考えられる囊胞である．
> 1. 顎骨内に発生する囊胞（顔裂性囊胞，偽囊胞，炎症性囊胞）
> 2. 軟部組織に発生する囊胞
>
> とに区別する．

2. 顎骨内に発生する非歯原性嚢胞
顎骨の偽嚢胞
pseudocyst of jaw bone

■顎骨の偽嚢胞について

上皮の裏装はなく，嚢胞壁は線維性結合組織や肉芽組織でできているものを偽嚢胞とよんでいる．

動脈瘤性骨嚢胞　aneurysmal bone cyst

長管骨に多く，顎骨にはまれな嚢胞である．20歳以下の下顎骨に多く生じ，単房性あるいは蜂窩状のエックス線透過像を示す．

病理組織学的に，嚢胞は新鮮な血液成分を容れる大小多数の腔からなる．

単純性骨嚢胞　simple bone cyst

外傷性骨嚢胞，出血性骨嚢胞，孤在性骨嚢胞などの別名がある．下顎骨にみられ，関連する歯は生活歯であり歯原性が否定される．エックス線検査で偶然に発見されることが多い．

病理組織学的に，本嚢胞は嚢胞内に漿液性または血性の内容液を含むか，あるいは空洞である．

静止性骨空洞　static bone cavity

潜伏性骨空洞，特発性骨空洞ともよばれるもので，下顎管下方，下顎骨下縁に唾液腺，脂肪組織，線維性組織などの圧痕がエックス線所見で嚢胞様にみられる．

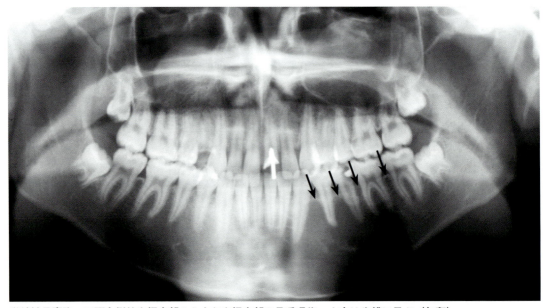

単純性骨嚢胞．下顎左側前歯根尖部から大臼歯根尖部の骨透過像．上方は歯槽に及ぶ（矢印）

3.軟組織に発生する非歯原性嚢胞

鰓裂嚢胞（鰓嚢胞，リンパ上皮性嚢胞）
branchial cleft cyst

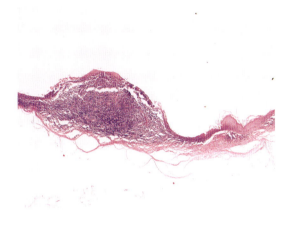
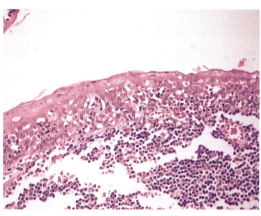

観察のポイント
❶嚢胞の裏装上皮はどんな上皮ですか？
❷上皮下にリンパ性組織がみられますか？
❸上皮とリンパ性組織の境界はどうなっていますか？

病理組織学的所見

嚢胞壁は通常，重層扁平上皮で裏装され，上皮下に**リンパ性組織**がみとめられるのが特徴的である．類似した組織像を示す嚢胞が耳下腺，口腔底，舌に発生することがあり，これらの嚢胞は胎生期のリンパ節に唾液腺上皮が迷入したことによると考えられている．

鰓裂嚢胞（鰓嚢胞，リンパ上皮性嚢胞）について

下顎角部の下，胸鎖乳突筋の前方に位置する嚢胞で，**側頸嚢胞**ともよばれる．成人に発生し，臨床的に波動を触れることができる．胎生期の鰓原性器官の残遺と考えられる．

鼻歯槽嚢胞

鼻唇嚢胞ともよばれ，鼻翼部の歯槽骨に接する軟組織部にできる．鼻涙管原基に由来する上皮残遺から生ずる．多列円柱上皮で裏装される．炎症所見はない．

3. 軟組織に発生する非歯原性嚢胞
類皮嚢胞
dermoid cyst

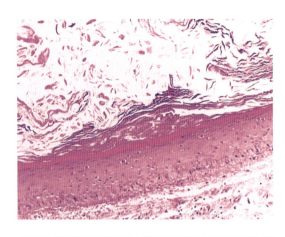
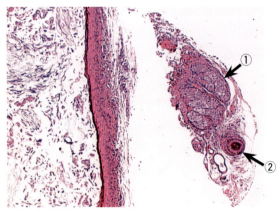

観察のポイント

❶嚢胞腔内にどんな内容物がみられますか？

❷裏装上皮はどんな形態をしていますか？

❸嚢胞壁に皮膚の付属器が確認できますか？

病理組織学的所見

　裏装上皮は皮膚に類似し，正角化を示す重層扁平上皮と**脂腺**（①），**汗腺，毛嚢**（②）など**皮膚付属器**がみられる．しかし，この3つの皮膚付属器が常にみられるわけではない．

　嚢胞腔には多量のおから状の角質を充満する．

類皮嚢胞について

　口腔領域の類皮嚢胞は，他の部位にできるものと同様に発育異常と考えられる．口腔領域では口腔底や頸部に多く，発生は上皮の迷入と嚢胞化によるか，多分化能をもった細胞が胎生期に陥入することによる．

　皮膚の付属器のみられない単純な嚢胞は**類表皮嚢胞**と診断される．

　顎骨内に類皮嚢胞や類表皮嚢胞が生ずることはきわめてまれであり，顎骨内では類似した組織像を呈するが皮膚の付属器のみられない歯原性角化嚢胞の頻度が高い．

3. 軟組織に発生する非歯原性嚢胞
甲状舌管嚢胞
thyroglossal duct cyst

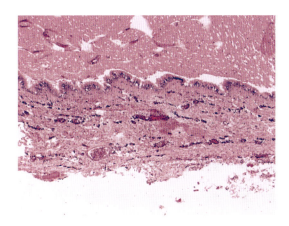

観察のポイント
❶ 裏装上皮はどんな上皮ですか？
❷ 内容液が確認できますか？
❸ 被膜に炎症がみられますか？

病理組織学的所見

上皮は線毛円柱上皮あるいは重層扁平上皮により裏装されている．嚢胞腔内には好酸性の内容液がみとめられる．被膜は比較的薄い線維性結合組織からなっている．被膜内の血管には拡張した赤血球が充満している．

甲状舌管嚢胞について

甲状舌管は舌盲孔と甲状腺の間に位置し，通常は発育とともに萎縮・消失する．本嚢胞は甲状舌管の残存した上皮成分からできる．

本嚢胞は正中頸嚢胞ともよばれ，オトガイ下部の正中頸部（舌骨）近傍に位置する．口腔底，舌根部，甲状軟骨部にも発生する．発症年齢は大半が10歳までで，臨床的に波動を触れる軟らかい嚢胞である．しかし30歳以上にも発生がみられる．

本嚢胞は一般に無症状に経過するが，感染が起こると瘻管を通って排膿をきたす．

MEMO

萌出嚢胞
- 発生：歯冠形成後の退縮エナメル上皮から発生
- 萌出中の歯冠を取り囲む嚢胞，肉眼的に青みがかった腫脹
- 部位：歯肉内
- 裏層上皮：非角化性重層扁平上皮

歯肉嚢胞
- 発生：歯形成前の歯原性上皮（＝歯堤またはその残遺）が歯肉内で嚢胞化
- 部位：歯肉内
- 裏層上皮：角化性重層扁平上皮
- Bohn結節の別名がある．口蓋縫線に出現したものはEpstein真珠とよぶ

V 口腔粘膜の病変

口腔粘膜にはさまざまな病変が発症するが，口腔に限局する病変と全身性病変の一部として現れる病変とを区別する必要がある．また，皮膚病変と共通するものが多く，病変の形状や色調が鑑別に役立つ．巻末の付章に，口腔白色病変の分類等を掲げた．

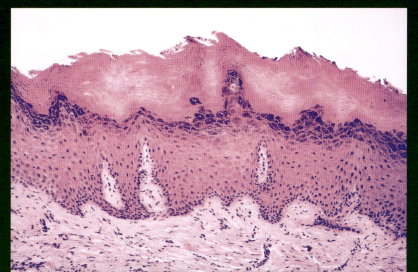

白板症

白板症
leukoplakia

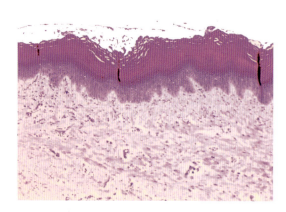
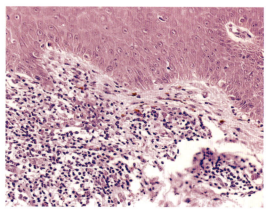

観察のポイント

❶ 重層扁平上皮の角化亢進がみえますか？

❷ それは過正角化症ですか？ 過錯角化症ですか？

❸ 顆粒層の肥厚はありますか？

❹ 有棘細胞層の肥厚（棘細胞症）は生じていますか？

❺ 上皮下結合組織には変化がありますか？

❻ 上皮異形成はみられますか？ もしあればどういう変化ですか？

病理組織学的所見

　上皮は種々の程度に過正角化あるいは過錯角化症を示し肥厚する．上皮顆粒層が明らかとなり，有棘層の肥厚がみられる．基底層には核分裂像を散見するが，**上皮異形成 epithelial dysplasia** は軽度のものから中等度まで症例によってさまざまである．しかし，癌のように高度の異型性はみとめず，基底層は保たれている．

MEMO

白板症

　白板症は病理組織学的にはさまざまな名称でよばれてきた上皮の肥厚性病変で，大部分は epithelial dysplasia である．Dysplasia はそれぞれ軽度 mild，中等度 moderate，高度 severe に分ける．高度症例では癌へ移行するものが多く，時として上皮内癌との鑑別は容易でないことがある．

上皮の角化をあらわす用語

1. 正角化：最表層の角化細胞に核が残存していない状態で，角質のみ．
2. 錯角化：最表層の角化細胞に核が残存している状態．口蓋，舌の表面を除いて，口腔粘膜では錯角化を示す．
3. 過角化：角化亢進を指す．角質の厚さが増した状態．

白板症について

　粘膜の白色病変のうち，拭い去ることができない病変で，**臨床的な名称**である．白板症の中には組織学的に**上皮内癌**から，細胞異型のきわめて軽度な上皮過形成まで含まれている．本質的には細胞の異型や異形成とは関係なく単に粘膜の白斑をあらわす用語として用いられてきたが，これらの病変の中から癌へ進展するものが少なからずあることから，癌化する可能性のある病変すなわち**前癌病変**として注目されている．したがって，診断には**必ず病理組織検査を必要**とする．

　病変は**40歳以上の高齢者**に多く発生し，**頬粘膜，下顎歯肉，舌**に好発する．統計により異なるが，**白板症の4〜18%が癌化**するという報告がみられる．形態も平坦なものから隆起状のものまでみられ，後者の方が癌化しやすいといわれる．

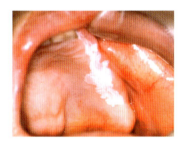

歯槽部の白色病変

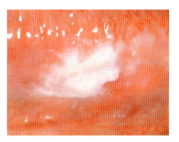

歯槽部の白色病変

白板症の主たる4病変
①上皮の棘細胞症または過角化症による上皮過形成
②細胞増殖性が亢進して扁平上皮細胞分化の混乱が生じ，細胞異型を伴う上皮異形成
③上皮全層が癌細胞で占められるもの，基底膜を超えた癌細胞の浸潤をみない上皮内癌
④浸潤性の明らかな扁平上皮癌

■表：上皮異形成を規定する項目

構造異型8項目	細胞異型8項目
不規則な細胞重層	核の大小不同
基底細胞の極性喪失	核の形状不整
滴状の上皮釘脚形態	細胞の大小不同
細胞分裂の増加	細胞の形状不整
上皮層の細胞分裂	N／C比の上昇
棘細胞層の内の角化や単一細胞角化	異型核分裂
釘脚内の角化真珠	核小体の増加と腫大
上皮細胞の接着喪失	濃染性核

> **MEMO　細胞および組織の退形成をあらわす用語**
>
> **異型性　atypia**
> 　腫瘍の細胞形態，組織形態は，健常なものと比較すると種々の程度に差異が存在する．この違いを異型性とよぶ．炎症や代謝障害でも異型性をみとめるが，一般に軽微である．
>
> **異形成　dysplasia**
> 　上皮においてみられる増殖が，正常な状態と異なり秩序だっていないが，腫瘍とみなしえない（非腫瘍性）ものをいう．細胞の形態が不均一となったり，構造に乱れが生じている．核分裂像も頻度が高く，有棘層におよぶことがある．異形成は癌巣の周囲にみられたり，癌に先だってみられたりする（前癌病変）．しかし，異形成のすべてが癌へ進展するわけではない．
>
> **前癌病変　precancerous lesion**
> 　癌へ進展する確率が他の病変より高いものをいう．口腔や膣の白板症，結腸の腺腫などがある．

口腔粘膜の扁平苔癬
lichen planus

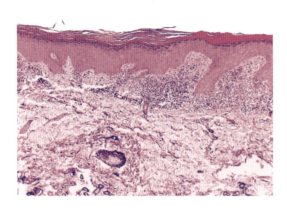
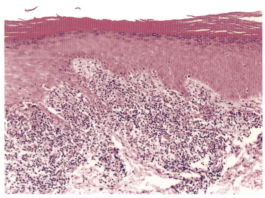

観察のポイント

❶重層扁平上皮の角化の亢進がみえますか？

❷角化は過正角化症ですか？　過錯角化症ですか？

❸顆粒層はみえますか？

❹有棘細胞層の肥厚（棘細胞症）は生じていますか？

❺基底細胞層の障害がみられますか？

❻上皮直下に帯状の細胞浸潤はありますか？

❼細胞浸潤はどんな種類の細胞からなりますか？

病理組織学的所見

　上皮直下に著明な**リンパ球の帯状浸潤と上皮基底層の破壊**がみられ，**鋸歯状の上皮突起**となる．また上皮は**角化の亢進と上皮の肥厚**がみられる．これらの変化はマクロファージ，細胞障害性T細胞による基底細胞を標的とした免疫過敏反応である．病巣部の上皮内の樹枝状細胞が活性化し，抗原提示をおこない，IL-1，IL-2，INF-γなどのサイトカインやケモカインが局所で分泌される．また，ケラチノサイトのアポトーシスが遅延し，分化を促進する結果，角化が亢進し白斑となってみられることとなる．

　特徴的な帯状細胞浸潤の中心的な役割りを果たすリンパ球はT helperタイプ1型（Th1）の細胞で，IL-2，INF-γを産生する．これらは細胞障害活性を有する細胞を誘導して，上皮基底細胞が破壊される．したがって，上皮の萎縮と上皮突起の不規則な伸長のみられる複雑な病巣が成立する．このような免疫過敏症を示すTh1優位の病巣は，**金属アレルギー（接触性皮膚炎）**や移植片対宿主疾患でもみられる．

天疱瘡について

口腔の難治性びらんで，易出血性で痂皮を生じる．はじめ水疱ができるが，すぐにびらんや潰瘍を形成する．びらんの辺縁を擦ると，粘膜上皮が剥離しやすい（**Nikolsky現象**）．皮膚や咽頭，外陰部にも病変がみられるが，**患者の80%以上は口腔粘膜病変**をみとめる．口腔粘膜限局型もみられる．口唇，頰粘膜，口蓋，歯肉などにびらんがみられ，機械的刺激により拡大する．完全治癒率はきわめて悪い．

■表：天疱瘡と類天疱瘡の分類

天疱瘡
  1. 尋常性天疱瘡
  2. 増殖性天疱瘡
  3. 落葉性天疱瘡（口腔では少ない）
類天疱瘡
  1. 水疱性類天疱瘡
  2. 良性粘膜類天疱瘡（瘢痕性類天疱瘡）

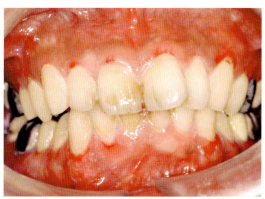

歯肉にみられるびらん

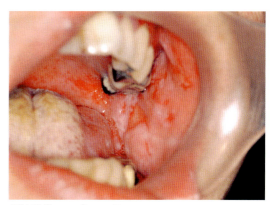

頰粘膜部のはげしいびらん

類天疱瘡 pemphigoid について

天疱瘡と同様に，口腔粘膜，特に歯肉の難治性のびらんや潰瘍を形成する自己免疫異常．標的は上皮基底層で，上皮下に水疱を形成して剥離する．50歳代の女性に多い．口腔および眼に好発する瘢痕性類天疱瘡は完全寛解することなく，ステロイド以外に治療法がない．

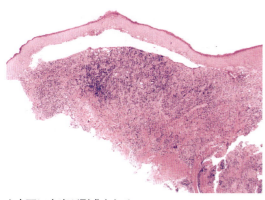

上皮下に水疱が形成される

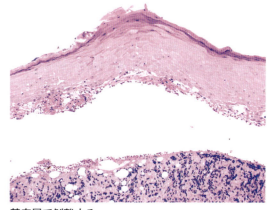

基底層で剥離する

再発性アフタ性口内炎
recurrent aphthous stomatitis

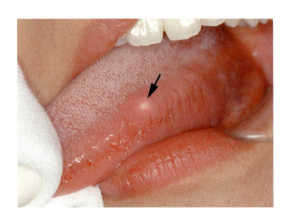

白色の小潰瘍（矢印）と周囲の紅斑

再発性アフタ性口内炎について

　口腔粘膜に，小型で円形の限局性潰瘍ができる．疼痛が著しく，表面は白苔で覆われ，周囲は赤く発赤する（紅暈）．ストレスなどの生活環境や，鉄，葉酸，ビタミンなどの栄養状態が関与するとされているが，原因は明らかでない．若い人に多く，高齢者にはほとんどみとめない．女性に多く発症する．1～2週間で治癒し，後が残らない．

> **MEMO　水疱について**
> 　水疱とは透明な滲出液を含む粘膜・皮膚の隆起を指し，直径が0.5mm以下のものを小水疱という．破れるとびらんや浅い潰瘍を形成する．

メラニン色素沈着
melanin pigmentation

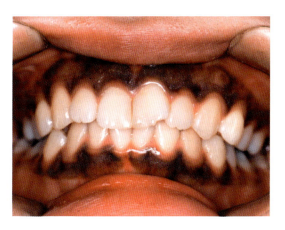
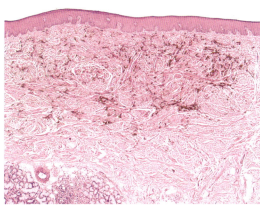

観察のポイント

❶ 上皮細胞はどんな種類の上皮ですか？

❷ 黒色の色素を持った細胞はどこにみられますか？

❸ 上皮下に色素を貪食した細胞がみえますか？

病理組織学的所見

歯肉上皮基底層のメラニン産生細胞で過剰に産生されたメラニン色素が上皮下でマクロファージに貪食され、大量に沈着している．したがって，メラニン色素を産生するメラノサイトとマクロファージの2種の細胞にメラニンがみられる．

メラニン色素沈着について

口腔粘膜の色素沈着には，メラニン色素，重金属（アマルガム，ヒ素，鉛，水銀），薬剤色素（ミノサイクリン色素）などによるものがある．ここではメラニン色素の沈着について記載する．

メラニン産生細胞は神経堤に由来し，上皮基底層へ到達する．口腔粘膜のいたるところにみとめられるが，通常はメラニンの産生量が少なく目立たない．メラニンの過剰沈着による黒色斑は特発的にも生じるが，Peutz-Jeghers症候群，McCune-Albright症候群，Addison病，von Recklinghausen病などで特徴的な色素斑—ミルクコーヒー斑〔café-au-lait macules；大きな（直径2cm）褐色の色素斑〕—が出現する．

■表：口腔と皮膚の斑状色素沈着

病変	所見
Peutz-Jeghers症候群	口周囲のそばかす，消化管ポリポージス，常染色体優性遺伝
Addison病	広汎性皮膚色素沈着，口腔そばかす，副腎皮質不全
McCune-Albright症候群	ミルクコーヒー斑，多骨性線維性骨異形成症，早発性思春期
von Recklinghausen病	ミルクコーヒー斑，神経線維腫

色素細胞母斑
melanocytic nevus

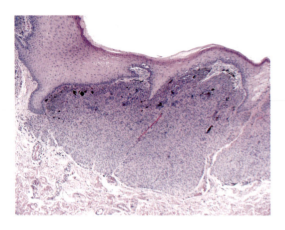
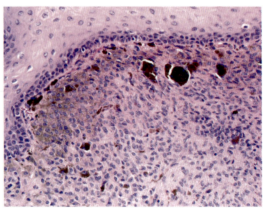

観察のポイント

❶ 隆起性病変がみられますか？

❷ 病変の増殖の主体は何ですか？

❸ 腫瘍の表層と深部では増殖細胞にどのような違いがみられますか？

❹ メラニンを有する細胞にはどのような種類がありますか？

病理組織学的所見

　左右対称性の隆起性病変をみとめる．病変の主体は真皮内で増殖する母斑細胞である．腫瘍の表層では細胞質の豊かな類上皮型の母斑細胞が胞巣状に増殖し，深部にゆくにつれてリンパ球様（小円形），神経様（紡錘形）となる．メラニン色素は表層に存在する母斑細胞と，その周囲に分布する**メラノファージ**に存在する．

色素細胞母斑について

　黒褐色の隆起性病変．母斑細胞（メラノサイト，メラニン産生細胞）の増殖による**組織奇形**で，WHO分類では良性腫瘍として扱われている．肉眼的には黒褐色の色素斑または腫瘤で，多くは7mm程度の大きさである．組織学的に，腫瘍は比較的境界明瞭な**左右対称性**の**小型**の病変である．増殖している母斑細胞の存在部位から，**境界母斑**（粘膜–真皮境界部に限局），**真皮内母斑**（真皮内に限局），**複合母斑**（境界母斑と真皮内母斑の混合型）に分類される．腫瘍表層では細胞質の豊かな**類上皮型**の母斑細胞が胞巣状に増殖し，深部にゆくに従って**リンパ球様**（小円形），**神経様**（紡錘形）となる．メラニン色素は表層に存在する母斑細胞の細胞質内にみられるほか，メラニンを貪食したマクロファージ（メラノファージ）に存在する．

口腔結核症
tuberculosis

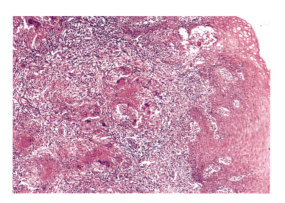
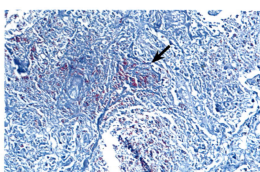

観察のポイント
❶病巣の中心部に壊死が確認できますか？
❷肉芽組織の中に多核の細胞がみえますか？
❸上皮細胞に似た明るい核を持つ細胞（類上皮細胞）がわかりますか？
❹肉芽組織の中に桿状の菌体がみえますか？

病理組織学的所見

粘膜上皮下の病巣の中心には**乾酪壊死巣**がみられ，その周囲には明るい核を持つ類上皮細胞と多核の**Langhans細胞**がみられる．右標本では，桿状の結核菌（矢印）がみとめられる（Ziehl-Neelsen染色）．口腔では，肺でみられるような結核結節は少ない．しばしば潰瘍化するため，肉芽反応が強く現れることがある．

口腔結核症について

全身性に拡がる二次結核症として，口腔粘膜に病巣が形成される．病巣の中心に乾酪壊死をみるが，口腔では結節が不規則であることが多い．壊死巣が口腔と連絡すると，深い下掘れ型の潰瘍を形成する．

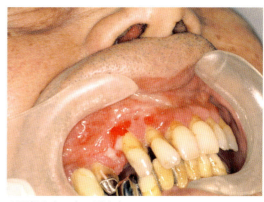

歯頸部歯肉の穿下性潰瘍

口腔カンジダ症
oral candidasis

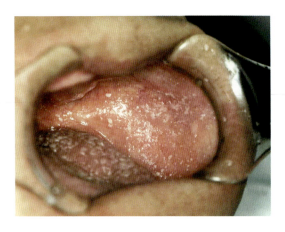
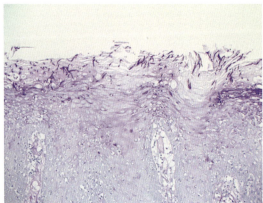

観察のポイント

❶ 重層扁平上皮の角化亢進が確認できますか？
❷ 重層扁平上皮の棘細胞層が肥厚していませんか？
❸ 上皮脚の伸長が確認できますか？
❹ 上皮内に浸潤する細胞がみられますか？
❺ PAS染色に陽性を示す仮性菌糸が確認できますか？

病理組織学的所見

　重層扁平上皮には角化亢進，棘細胞層の肥厚，軽度の上皮内への好中球浸潤，上皮脚の肥厚と伸長がみとめられる．**PAS染色**および**Grocott染色**ではCandidaの仮性菌糸が角化層内にみられる．

口腔カンジダ症について

　口腔カンジダ症は*Candida*属の過剰な増殖により引き起こされる口腔粘膜の炎症である．*Candida*属は酵母型真菌で，口腔，食道，皮膚，腟に常在する．通常は病原性を示さないものの，**免疫力の低下**（加齢，ステロイド剤，免疫抑制剤，抗癌剤，AIDS）による**日和見感染**，長期にわたる抗生物質の服用による**菌交代現象**，唾液分泌量とsIgA含有量の低下，放射線照射，義歯の装着が契機となり*Candida*が局所で増殖し，炎症を惹起する．

　臨床症状は，病期の進行に伴い灼熱感や味覚異常が出現する．

　肉眼的に，①**偽膜性**，②**紅斑性**，③**増殖性**の3種類に分類される．

　①偽膜性カンジダ症は**擦過により剝離可能な白苔**と，粘膜の発赤が混在しており，臨床的に白板症との鑑別を要する．

　②紅斑性カンジダ症は粘膜の発赤をみとめるもので，臨床的に紅斑症との鑑別を要する．

　③増殖性カンジダ症は被覆粘膜の隆起を特徴とし，粘膜表面には白苔と発赤を伴う．舌背部に形成されたものは**正中菱形舌炎**として知られている．

　組織学的には重層扁平上皮表層部に仮性菌糸が垂直に侵入する像がみられ，上皮の過角化（角化の亢進）や棘細胞症（棘細胞層の肥厚），上皮内への好中球浸潤，上皮脚の肥厚・伸長がみとめられる．**仮性菌糸はPAS，Grocott染色**に陽性を示し，診断に際し有用である．

> **MEMO　正中菱形舌炎について**
> 　正中菱形舌炎は舌後方1／3の舌背部に好発し，臨床的に舌粘膜の萎縮と乳頭状隆起を特徴とし扁平上皮癌との鑑別を要する．発生機序は舌無対結節の癒合不全と考えられていたが，現在ではCandida albicans等の真菌感染による反応性増殖が原因とされている．組織学的に扁平上皮の上皮脚の腫大・伸長と軽度の細胞異型を特徴とし，PAS染色等で真菌の菌糸をみとめる．

VI 歯原性腫瘍

歯原性腫瘍は歯を形成する上皮，間葉あるいはその両者に由来する腫瘍で多くは，顎骨内部から生じる．良性腫瘍が大半であり，発育も緩慢で経過が長く，臨床的にも無症状に経過するものが多い．しかしながら，なかには顎骨を破壊し，歯の動揺をきたし，歯根吸収をきたす局所侵襲性の強い腫瘍がある．また，腫瘍胞巣内に特徴的な硬組織を形成するものや歯を形成するものがある．

2017年のWHO分類における良性腫瘍の分類は，上皮性，上皮間葉混合性，間葉性に分けられる．また，嚢胞の分類も2017年に改訂されており，2005年に腫瘍とされていた「角化嚢胞性歯原性腫瘍」と「石灰化嚢胞性歯原性腫瘍」は2017年にそれぞれ「歯原性角化嚢胞」と「石灰化歯原性嚢胞」として嚢胞に分類されるようになった．

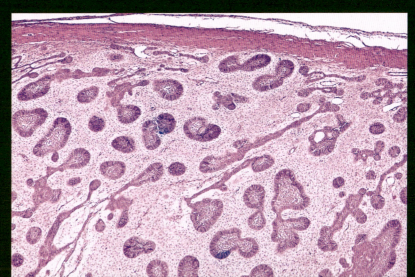

エナメル上皮線維腫

エナメル上皮腫
ameloblastoma

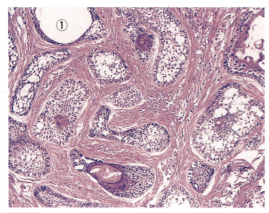

濾胞型

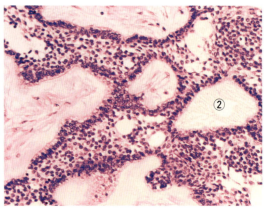

網状（叢状）型（強拡大）

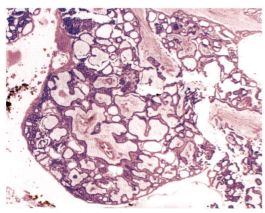

網状（叢状）型（弱拡大）

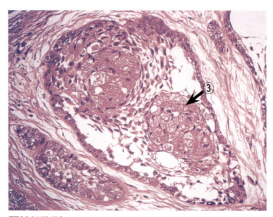

顆粒細胞型

観察のポイント

❶腫瘍の実質はどんな配列をしていますか？

❷間質に接する実質細胞はどんな形の細胞ですか？

❸胞巣の中心部はどんな形の細胞からなっていますか？

❹実質内にあるいは間質に小囊胞の形成がみられますか？

❺良性腫瘍であることはどんな点からわかりますか？

病理組織学的所見

エナメル上皮腫の病理組織学的分類

　2005年WHO分類では，病理組織学的に充実型/多嚢胞型，類腺型，単嚢胞型，そして骨外型/周辺型と分類されていたが，2017年の改訂によって充実型/多嚢胞型，類腺型が通常型に統合され，その他に単嚢胞型，骨外型/周辺型および転移性エナメル上皮腫となった．通常型の名称は分類の項目として記載がなく，単に「エナメル上皮腫」とされている．そのエナメル上皮腫は，濾胞型と網状型（叢状型）の2基本型に大別される．両者が種々の程度に混在している例も少なくない．腫瘍実質はエナメル器に類似し，高円柱状細胞が間質に接して配列し，中心部にはエナメル髄に類似し細胞突起で連絡する星状細胞がみられる．しばしば実質や間質に嚢胞化をきたすことがある．

1）濾胞型　follicular type

　実質が種々の大きさの胞巣となり，歯胚の上皮成分であるエナメル器に類似する．間質に接して高円柱状あるいは立方形の細胞が配列し，その内側にはエナメル髄に類似した突起で結ばれた星状あるいは不定形な細胞からなる．胞巣内では，しばしば小嚢胞が形成され，これが大きくなると実質嚢胞（①）と呼ばれる．間質結合組織は，線維の疎なものから密なものまでさまざまである．

2）網状型（叢状型）　plexiform type

　実質が不規則な索状あるいは網状に連続している．間質に接して立方形ないし高円柱状の細胞が配列し，その内側は星状の細胞が疎で不規則に配列している．実質の豊富な場所では実質嚢胞を形成することがある．間質は，比較的疎な線維性組織からなり，しばしば水腫性変化により間質嚢胞（②）を形成することがある．

3）エナメル上皮腫の組織亜型

　以上の2基本形に細胞の特殊な形態変化，化生をみることがある．
①棘細胞型　acanthomatous type
　腫瘍胞巣の内部の細胞が扁平上皮化生を起こしており，角質球や有棘細胞の出現をみる．
②顆粒細胞型　granular cell type
　腫瘍胞巣の内部に好酸性の細顆粒を含む細胞が広範に出現するもの．
③類基底細胞型　basaloid type
　扁平上皮の基底細胞に類似したヘマトキシリン好染性の核を持つ小型の細胞からなる．

> **MEMO　扁平上皮歯原性腫瘍　squamous odontogenic tumor**
>
> 　腫瘍は歯槽突起部にでき，組織学的にエナメル上皮腫に類似する部もみられるが，**充実性の扁平上皮**からなる胞巣を形成する．間質に接して高円柱状の**エナメル芽細胞の配列をみとめない**．
> 　本腫瘍の発生は10～40歳代にみられ，40歳代の報告例が多い．

エナメル上皮腫について

　本邦において最も発生頻度の高い腫瘍で，顎骨の膨隆や破壊がおこる．多少とも局所侵襲性の増殖傾向を示す．発症年齢は小児から成人まで幅広く20〜30代に多くみられ，性差はない．好発部位は**下顎大臼歯部から下顎角・下顎枝部**．まれに顎骨外部の軟組織に発生する**周辺性エナメル上皮腫**がある．

　画像所見的には病変部に多房性の透過像を呈することが多いが，単房性を示すこともある．

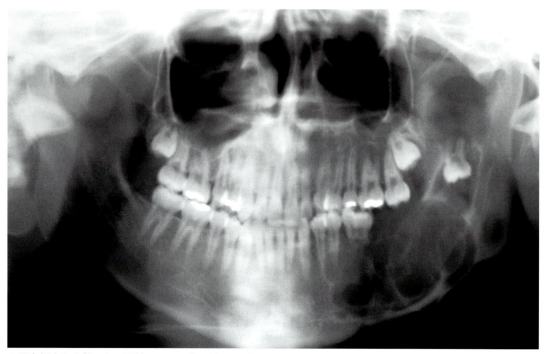

下顎左側小臼歯部から下顎枝におよぶ多房性の骨透過像

> **MEMO**
> **扁平歯原性腫瘍　squamous odontogenic tumor**
> 　腫瘍実質が充実性の扁平上皮からなり，エナメル上皮腫に類似する部もみられることがあるが，間質に接して円柱状細胞の配列をみない．
> 　上顎前歯部や下顎臼歯部に単発性に顎骨内に発生し，発育が緩慢である．30歳代で男性に好発する稀な良性上皮性歯原性腫瘍である．

石灰化上皮性歯原性腫瘍
calcifying epithelial odontogenic tumor

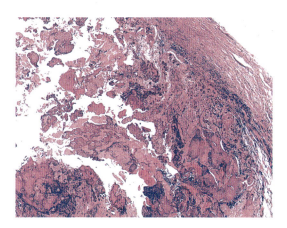
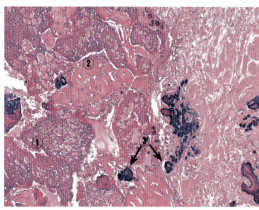
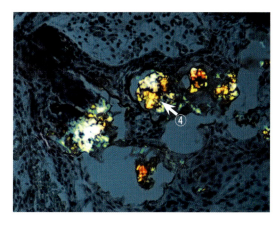

観察のポイント

❶腫瘍実質細胞はどんな形をしていますか？

❷胞巣のなかで実質細胞の占める割合はどれくらいですか？

❸この腫瘍の特徴であるアミロイド様物質はどのようにみえますか？

❹石灰化物がみられますが，どんな特徴がありますか？

❺被膜はみえますか？

病理組織学的所見

　大型の好酸性の胞体と円形の核を持つ上皮腫瘍細胞が**敷石状に配列**（①）する．これらの細胞間には，種々の大きさのエオジンに好染する均質で無構造な**アミロイド様物質**（②）がみられる．このアミロイド様物質に**石灰化**が生じ，カルシウムの沈着線が同心円状に取り囲む（**Liesegang環**, ③）．これらの石灰化物は融合して次第に大きくなる．病巣がほとんどアミロイド様物質と石灰化物からなり，上皮成分のきわめて少ないものもある．これら石灰化物はエックス線所見での砂粒状不透過像に反映する．

　アミロイド様物質はエオジン好性，コンゴーレッド赤染性，偏光顕微鏡にて黄緑色の偏光（④），紫外線下でチオフラビンT陽性である．

石灰化上皮性歯原性腫瘍について

　本腫瘍は，独立疾患として最初に報告した研究者にちなみ，Pindborg腫瘍ともよばれる．比較的稀な腫瘍である．無痛性で緩慢な発育を呈するが，ときに局所侵襲性に増殖することがある．下顎臼歯部に好発する．

　画像所見的には境界明瞭で，砂粒状の不透過像を呈するが，これは石灰化したアミロイドタンパクによるものである．

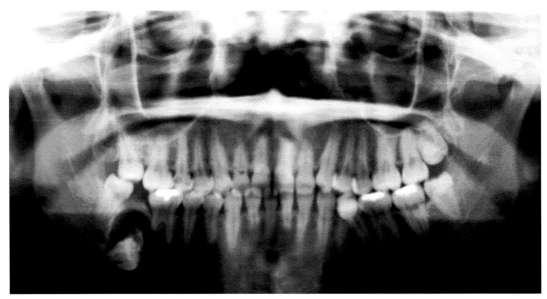

下顎右側第二大臼歯（埋伏歯）周囲に石灰化物を含む透過像をみる

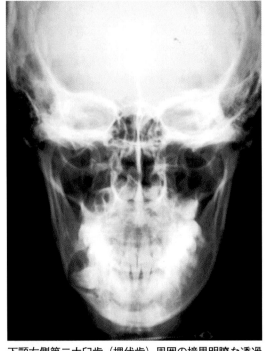

下顎右側第二大臼歯（埋伏歯）周囲の境界明瞭な透過性病変

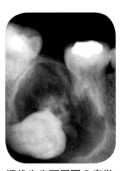

埋伏歯歯冠周囲の病巣

腺腫様歯原性腫瘍
adenomatoid odontogenic tumor（AOT）

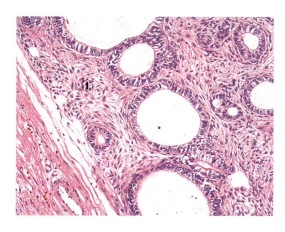
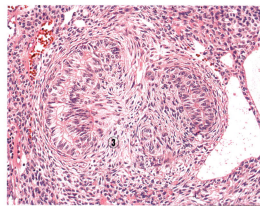

観察のポイント

❶被膜がわかりますか？

❷腫瘍胞巣の中にある腺管構造がみますか？

❸腺管の周囲にも腫瘍細胞がみられますがどんな形をしていますか？

❹円柱状の腫瘍細胞が向かい合う花冠状構造がみられますか？

❺好酸性の滴状物がどこに見えますか？

❻石灰化物はみえますか？

病理組織学的所見

　腺管様構造がみられる良性上皮性腫瘍である．線維性被膜に被包されて腫瘍が充実性あるいは管状，囊胞状腔を囲んで多結節性に増殖する．腫瘍細胞は多角形あるいは紡錘形の細胞からなり，胞巣を形成している．そのなかに，本腫瘍に特徴的な円柱状細胞からなる**腺管様構造**や**花冠状構造**がみられる．

　腺管様構造や花冠状構造の中心には**エオジン好性の膜状物**がみられる．また，胞巣内には**小さな不定形の石灰化物**が散在する．この石灰化物の量は画像所見に反映される．間質には乏しい．

腺腫様歯原性腫瘍について

　歯原性上皮が腺組織に特有な構造である管状構造を有する歯原性腫瘍である．本腫瘍は比較的若年者に多く，**10～20代に好発する．女性に多く，上顎前歯部，とくに犬歯部**に好発する．緩慢に発育し，増大すると無痛性の膨隆を呈する．1/3以上で埋伏歯を伴っており，含歯性囊胞を思わせることが多い．種々の程度で砂粒状の不透過像がみられる．

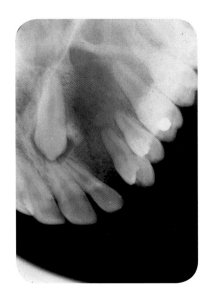

犬歯の埋伏と周囲の囊胞様の透過性病変

エナメル上皮線維腫
ameloblastic fibroma

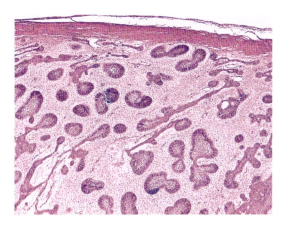
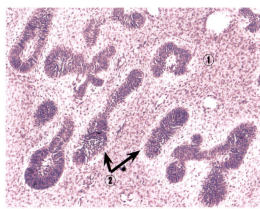

観察のポイント

❶腫瘍細胞が異なった2つの成分からなっていることがわかりますか？

❷エナメル上皮腫に似た腫瘍胞巣を確認できますか？

❸発芽するように増殖する腫瘍細胞がみえますか？

❹非上皮成分はどんな細胞からなっていますか？

病理組織学的所見

　幼弱な間葉組織を思わせる膠原線維の乏しい線維芽細胞の増殖を認める．そのなかに濾胞型エナメル上皮腫の実質と似た島状ないし索状の胞巣が散在している．上皮の増殖は著しく，個々の細胞境界の区別が困難である．

エナメル上皮線維腫について

　歯原性上皮と歯乳頭の結合組織の両成分の腫瘍化からなる，真の混合腫瘍である．歯原性腫瘍の1～5%程度に相当するとされている．**10歳代に好発**し，**性差はない**．下顎臼歯部から上行枝部に発生する．

　本腫瘍に象牙質やエナメル質の形成をみることがあり，前者をエナメル上皮線維象牙質腫，後者をエナメル上皮線維歯牙腫とかつてよばれていた．しかし，エナメル上皮線維腫より若い年齢にみられることから多くは，発育途上の歯牙腫と考えられている．

歯牙腫
odontoma

歯牙腫，集合型　odontoma, compound type

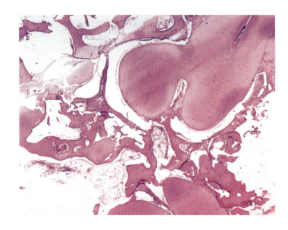
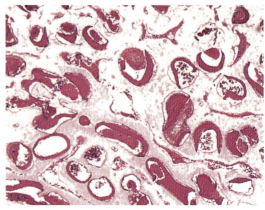

観察のポイント
❶腫瘍が矮小歯の集合からなっていることがわかりますか？
❷個々の歯は正常のものとどう違いますか？
❸歯髄が確認できますか？
❹被膜と硬組織の関係はどうなっていますか？

病理組織学的所見
　大小の奇形歯の集合体としてみられる．個々の歯の形，大きさはさまざまであるがエナメル質，象牙質，セメント質，歯髄の位置関係は正常の歯とほぼ同様である．それぞれの歯は線維性組織によって隔てられている．

歯牙腫，複雑型　odontoma, complex type

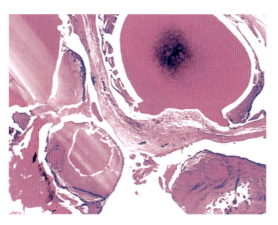
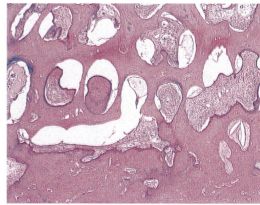

観察のポイント

❶エナメル質，象牙質，セメント質あるいは骨が識別できますか？

❷その配列様式は正常とくらべてどうですか？

❸上皮成分がみられますか？　どんな上皮ですか？

❹Ghost cellはみえますか？

❺メラニン色素の沈着がありますか？

❻被膜と硬組織の関係はどうなっていますか？

病理組織学的所見

　塊状の硬組織としてみられ，エナメル質，象牙質，セメント質を確認できるがその配列は正常の歯とは異なり不規則である．象牙質やセメント質は骨と移行しており区別できないことがある．硬組織間には，結合組織や歯原性上皮がみられ，歯原性上皮部では幻影細胞をみることがある．

歯牙腫について

　歯牙腫は上皮性成分（エナメル質）と間葉成分（象牙質，セメント質）の両者の形成を主体とする上皮間葉混合性歯原性腫瘍である．その病理組織学的構造から，集合型と複雑型とに大別されるが，両者の中間型や混合型も存在する．

1) 歯牙腫　集合型

　多数の未成熟奇形歯の集合からなる．10歳代に多く，上顎前歯部に好発する．性差はない．画像所見では，境界明瞭な透過像の中に多数の歯様の不透過像の集合としてみられる．

2) 歯牙腫　複雑型

　歯の構成成分の不規則な増生からなる．**10～20歳代に多い**が，集合型よりやや年長の者に好発する．上顎前歯部や下顎臼歯部に好発しやすい．画像所見では，境界明瞭な不透過像として認められる．

■表：歯牙腫の分類

	歯牙腫　集合型	歯牙腫　複雑型
好発年齢	10歳未満～10歳代	集合型よりやや年長者
好発部位	上下顎前歯部	下顎臼歯部，上顎前歯部
エックス線所見	小さな歯の集合体	塊状の不透過像
病理組織像	多数の歯牙様構造物	歯の硬組織の塊状増生

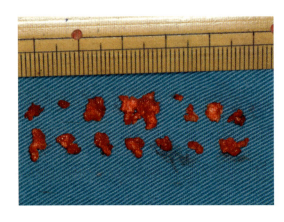

歯牙腫，集合型（摘出物）

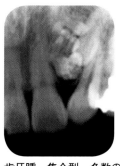 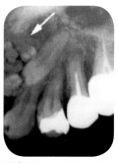 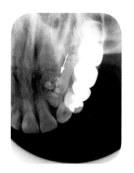

歯牙腫，集合型．多数の埋伏奇形歯がみられる

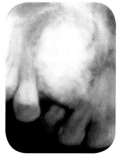 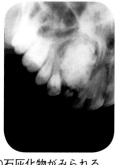 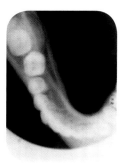

歯牙腫，複雑型．不定形の石灰化物がみられる

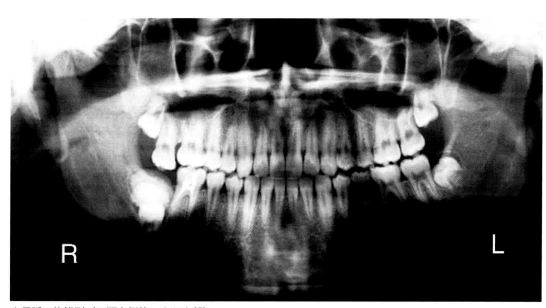

歯牙腫，複雑型（下顎右側第二大臼歯部）

歯原性線維腫
odontogenic fibroma

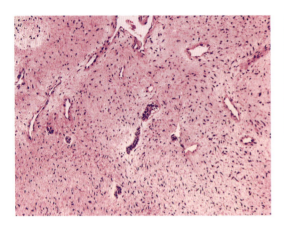 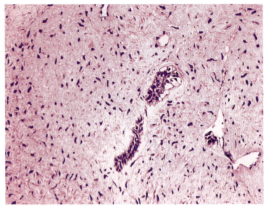

観察のポイント

❶線維成分の配列はどうなっていますか？

❷細胞密度はどうですか？

❸歯原性上皮はみえますか？

❹上皮はどんな形をしていますか？

病理組織学的所見

細胞密度が比較的高く，歯乳頭の組織と似た線維性組織からなり，索状あるいは島状の歯原性上皮の集団が種々の程度に散在している．歯原性上皮は，エナメル上皮腫のような大きな細胞集団となることはなく，マラッセの上皮遺残のような退化型を示す．

歯原性線維腫について

歯の中胚葉組織である歯乳頭，歯小嚢や歯根膜に由来する組織の増殖からなる腫瘍で，顎骨中心性にできるものと周辺性にできるものがある．

20歳以下の若年者に好発し，好発部位は下顎臼歯部である．腫瘍は緩やかな発育を示し，無痛性の膨隆をきたす．画像所見で顎骨中心性に起きたものは，単胞性あるいは多胞性の境界明瞭な透過像を示し，嚢胞性疾患を疑われることが多い．

歯原性粘液腫
odontogenic myxoma

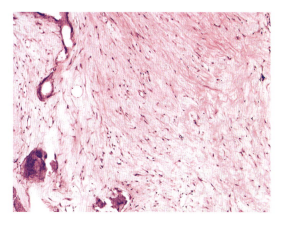
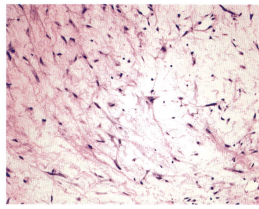

観察のポイント

❶ 疎に配列する腫瘍細胞はどんな形をしていますか？

❷ 細胞間の粘液物質がわかりますか？

病理組織学的所見

細胞成分に乏しい，**粘液腫様の疎な線維性組織の増殖**からなる．細胞間には粘液多糖からなる基質が存在する．胞巣内には骨の小片が残存している．また，ある部では膠原線維を形成し腫瘍が分葉状を呈することもある．きわめてまれに歯原性上皮をみることがある．

歯原性粘液腫について

歯小嚢の結合組織に類似する歯原性外胚葉性間葉組織からなる腫瘍である．局所浸潤性の発育を示すが，細胞分裂能は低く，細胞間の基質増加によるものと考えられている．

30歳代に多く発生し，性差はみとめられない．エックス線所見では透過性で，しばしば多房性を示す．発育は緩慢だが，大きくなると著しい骨の破壊吸収をきたす．

セメント芽細胞腫
cementoblastoma

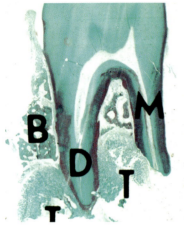
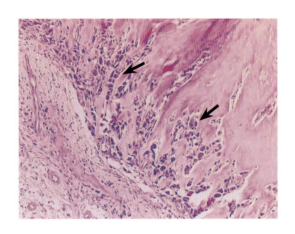

B：歯槽骨　D：遠心根　M：近心根
T：腫瘍部

観察のポイント

❶セメント質の増殖はどのようにみえますか？
　❷セメント質周囲にセメント芽細胞がみえますか？
　　❸破セメント細胞がみえますか？
　　　❹セメント質周囲の線維性組織が細胞成分に富んでいることがわかりますか？
　　　　❺増殖したセメント質内の改造線がわかりますか？

病理組織学的所見

　多数の改造線をみる梁状のセメント質が，根尖から放射状に配列する．このセメント質の梁の間の軟組織部には，細胞密度がきわめて高く，大型のクロマチンに富むセメント芽細胞（矢印）や，多核の破セメント細胞がみられる．細胞密度が高いことから，病変の一部の所見のみでは悪性病変と見間違えることがある．

セメント芽細胞腫について

歯根に連続したセメント質の塊状増殖を示す良性腫瘍である．悪性型は存在しない．発生は20～30歳代に好発し，性差を認めない．下顎に多く，生活歯の根尖部にできる．画像所見では，根尖部に放射状に広がる不透過像としてみえ，境界明瞭である．

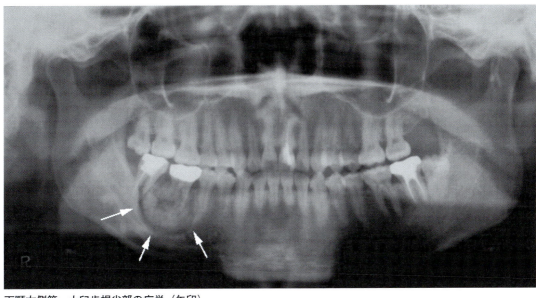

下顎右側第一大臼歯根尖部の病巣（矢印）

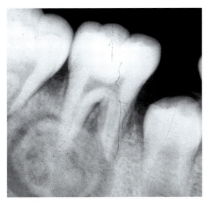

境界明瞭な病巣

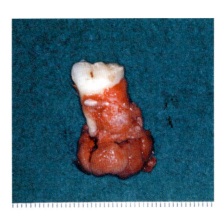

根尖に付着した病巣

VII 線維骨性病変

顎骨には，歯原性腫瘍以外の非歯原性腫瘍や腫瘍様病変が発生する．顎骨に特異的に発生するものや全身の骨にも発生するものなど，さまざまある．それらの病変のうち，線維骨性病変について触れていく．

線維骨性病変とは，未熟な骨様硬組織を伴う線維性組織が増生する良性病変のことである．顎骨には，セメント質骨形成線維腫，家族性巨大型セメント質腫，線維性異形成症，セメント質骨性異形成症がある．

線維性異形成症については，p.42を参照のこと．

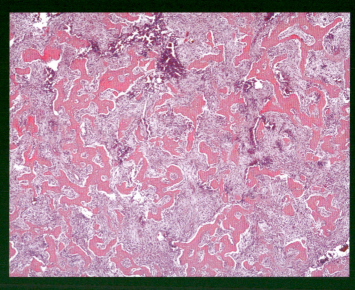

セメント質骨形成線維腫

根尖性セメント質骨性異形成症
periapical cemento-osseous dys plasia

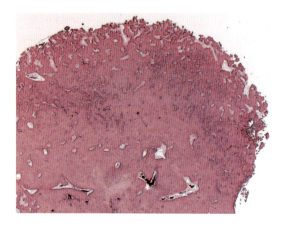
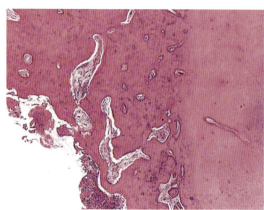

観察のポイント
❶ 不規則な形をした硬組織がみえますか？
❷ 骨に似ていますが，骨層板はみえますか？
❸ 硬組織の中に細胞成分はみえますか？
❹ 周囲の軟組織の細胞はどんなものがみえますか？

病理組織学的所見

　病変は根尖部に発生する．病変の経過時期により形態が変化する．病変の初期には根尖部の線維性組織の増生が主体であるが，経過とともに硬組織の量が増す．硬組織は，セメント質様，骨様で形態が不規則で改造線（石灰化線）がみられる．

根尖性セメント質骨性異形成症について

　生活歯の根尖にできる反応性のセメント質様あるいは骨様の硬組織の増生を伴う線維性組織の限局性病変である．根尖部に多発することがあり，中年の黒人女性に好発する．

　臨床的には，無症状で顎骨の膨隆もないため，画像検査で偶然に発見されることが多い．根尖部に病変があってもその歯は生活歯で異常はないため，積極的な治療の必要はない．

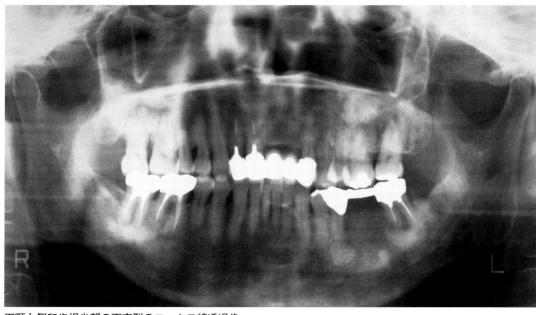

下顎左側臼歯根尖部の不定型のエックス線透過像

セメント質骨形成線維腫
cemento-ossifying fibroma

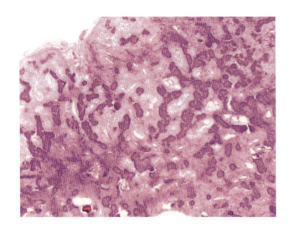
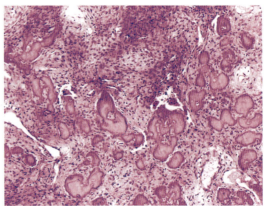

観察のポイント
❶ 石灰化物はどんな形状をしていますか？
❷ 不規則な石灰化線がみえますか？
❸ 骨と封入細胞の数が異なることに注意してください．
❹ 線維腫の部の細胞密度を確認してください．

病理組織学的所見
　病変は顎骨中心性に発生し，細胞成分に富む線維性組織の増生中に，球形や不規則な梁状のセメント質様あるいは骨様の硬組織が分布する．硬組織を縁取るように骨芽細胞がみられる．

セメント質骨形成線維腫について

　2017年のWHO分類では，2005年のWHO分類で骨形成線維腫とよばれていたものの中で顎骨の歯の植立領域に限って発生するものを**セメント質骨形成線維腫**と呼び，歯原性由来のものとされている．骨形成線維腫は非歯原性のものとして区別される．
　腫瘍の発生は40歳代の女性に多い．上顎骨より下顎骨に発生しやすく，臼歯部に好発する．臨床的には発育は緩慢で無症状であるが，顎骨の膨隆による顔面変形や骨皮質の菲薄化を引き起こす．画像所見的には，境界明瞭な透過像内に，種々の程度の不透過像がみられる．
　腫瘍の発生は40歳前後の成人に多く，性別では女性に多い．

VIII 唾液腺の病変

唾液腺は唾液を分泌する外分泌腺として，食物の消化，口腔内清掃作用，粘膜面の防御（分泌型IgAによる）などに関与する．唾液腺には奇形から腫瘍まで種々の病変がみられるが，唾液腺炎が最も頻度が高い．唾液腺炎の原因は病原微生物によるものが多いが，アレルギー，外傷，異物，重金属の中毒，放射線障害などによっても起こる．加齢とともに唾液腺の数と唾液流量が減少し，老人は唾液腺炎を起こしやすい．唾液腺腫瘍は耳下腺に多く，次いで口蓋腺に多い．多くは良性腫瘍であるが，悪性もみられる．巻末付章の唾液腺腫瘍2017 WHO分類を参照されたい．

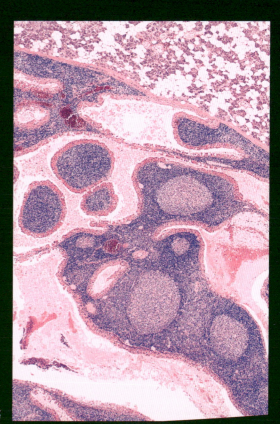

Warthin腫瘍

唾液腺炎　sialadenitis

唾液腺炎は急性唾液腺炎と慢性唾液腺炎にわけられる．急性炎は，感染，代謝障害，悪性腫瘍などの病変の経過中に起こることが多い．一方，慢性炎は粘膜の機械的損傷，義歯床の圧迫，唾石，異物の混入などで生じる．

急性唾液腺炎　acute sialadenitis
化膿性レンサ球菌や黄色ブドウ球菌などの上行性によって生じ，耳下腺に多い．導管開口部の発赤・腫脹や排膿がみられる．

病理組織学的には導管周囲に好中球を主体とした炎症性細胞浸潤と膿瘍形成がみられる．

慢性唾液腺炎　chronic sialadenitis
初期から慢性経過をたどるものと，急性炎症の慢性化によるものがあり，耳下腺と顎下腺にみられる．原因は急性炎とほぼ同一である．

慢性硬化性唾液腺炎　chronic sclerosing sialadentis
著しい線維組織の増生により腺体部が硬化し，腫瘤として触知される．特に顎下腺に生じた場合，Küttner腫瘍とも呼ばれる．腫瘍と呼ばれるが，病変の本体は炎症性病変である．

病理組織学的には，導管の拡張とその周囲の著しい線維化，間質の慢性炎症性細胞浸潤および腺房細胞の萎縮・消失が認められる．最近では，IgG4陽性形質細胞の浸潤がみられることが知られており，IgG4関連疾患とみなされている．

流行性耳下腺炎"おたふくかぜ" epidemic sialadenitis
Mumps virus (paramyxovirus) の感染によるもので，6～8歳の小児に好発する．耳下腺が侵されやすく，顎下腺，卵巣，精巣，膵臓，甲状腺などにも病巣ができることがある．通常 (70%) は両側耳下腺に発症し，耳下腺腫脹，発熱，倦怠，悪寒などの症状を示す．飛沫感染により，一度感染すると免疫を得るが，不顕性感染も多い．Virusは導管上皮，腺房上皮を侵し，ときとして髄膜炎を併発し，重篤な症状となる．また，卵巣，精巣に炎症が波及し不妊症の原因となる．

巨大細胞性封入体症　cytomegalic inclusion disease
Cytomegalovirus (CMV) の感染により，フクロウの目に似た特有の核内封入体 (owl's eye) を形成する．CMVはさまざまな上皮細胞に感染し増殖する．唾液腺では耳下腺，顎下腺を侵すことが多く，その他にも肺，肝，腎，食道，胃，大腸，膵，網膜，中枢神経にもみられる．病変は乳幼児に多く，胎盤感染を経て先天性に感染が成立することもある．AIDSや白血病などの免疫不全状態では全身性にCMVの感染が生じる．

1. 唾液腺炎
唾石症
sialolith

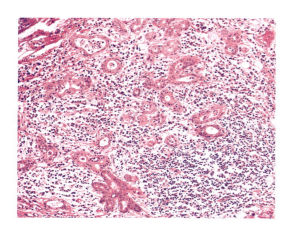
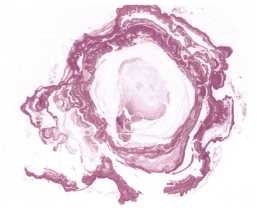

観察のポイント

❶ 唾石はどのような構造をしていますか？

❷ 唾液腺にはどのような変化がありますか？

❸ 導管に変化はありますか？

❹ どんな種類の浸潤細胞がみられますか？

病理組織学的所見

唾石には，不規則な同心円状の石灰化線がみられ，中心部には石灰化の核となった物質を認めることがある．周囲の唾液腺では種々の程度に，①腺房の変性・萎縮，②間質の線維化，③導管の拡張とリンパ球，形質細胞が主体の慢性炎症性変化がみられる．

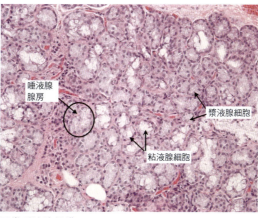

正常唾液腺組織

唾石症について

唾石症は，唾液腺導管内に石灰化物を生じる疾患で，唾液の化学的性状の変化，局所の炎症，異物などで唾液の停滞が起こり，無機質（カルシウム）が析出して生じる．唾石の形成部位により**導管内唾石と腺体内唾石**とに分けられる．

顎下腺に多く発生し，まれに耳下腺，舌下腺などに生じる．顎下腺に多い理由として長く蛇行した導管の存在やムチンに富む粘稠な唾液の分泌によることである．

臨床的には，唾液腺は萎縮し，摂食の際の唾液腺の腫脹と疼痛（**唾疝痛**）があげられる．無症状の場合，エックス線撮影時に偶然発見される．

肉眼的には唾石は灰黄白色を呈し，硬度はさまざまである．**形状は導管内唾石では細長く，腺体内唾石では球状あるいは卵状**を呈する．

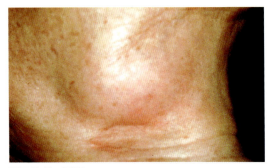

耳下腺部の腫脹

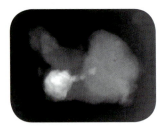

導管内唾石

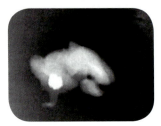

腺体内唾石

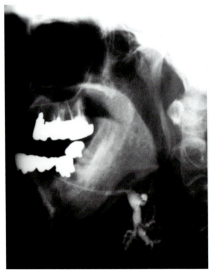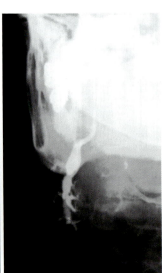

唾液腺造影による唾石の確認

1.唾液腺炎
粘液貯留囊胞
mucous cyst

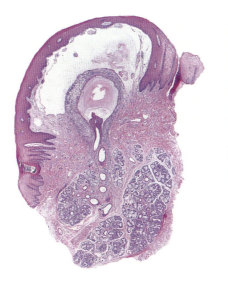
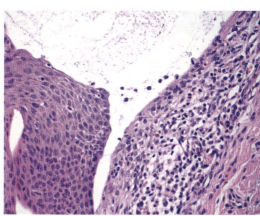

観察のポイント

❶口腔粘膜下に囊胞が確認できますか？

　　❷囊胞壁はどんな組織から構成されていますか？

　　　　❸囊胞壁に上皮の裏装はありますか？

　　　　　　❹囊胞壁や囊胞腔内に泡沫細胞がみられますか？

　　　　　　　　❺囊胞に近接する唾液腺にどのような変化がありますか？

病理組織学的所見

　導管損傷により生じる溢出型囊胞では，裏装上皮を認めず，高度な炎症性細胞浸潤を伴う肉芽組織あるいは線維組織が囊胞壁を構成している．囊胞腔内に粘液の貯留があり，多数の**泡沫細胞**や好中球を認める．囊胞が破裂し肉芽組織が増生すると，粘液肉芽腫 mucous granuloma となる．

　一方で，導管が閉鎖されることによって生じる停滞型では，円柱あるいは扁平な上皮が囊胞の裏装上皮となり，これは導管上皮に由来する．
それぞれの囊胞において隣接する唾液腺には導管の拡張と慢性炎症性細胞浸潤がみられる．

粘液貯留嚢胞について

唾液の流出によって生ずる嚢胞で粘膜下の小唾液腺の部に発生することが多い．肉眼的には，半球状に粘膜面から膨隆し，透明の青味がかった色調を呈する．好発部位は下口唇で，口腔底，舌，頬粘膜などにもできる．舌尖部下面の前舌腺（Blandin-Nuhn腺）に生じたものは特にブランディン・ヌーン（Blandin-Nuhn）嚢胞と呼び，口底部にできた粘液貯留嚢胞は，その形状がガマの喉頭嚢に似ていることよりガマ腫と呼ばれる．

粘液貯留嚢胞の成立

溢出型：導管の**機械的損傷（外傷）**により，**唾液が組織間隙に漏れて局所で貯留し**嚢胞を形成する．
停滞型：唾石の形成などにより**唾液腺導管が閉鎖**されると，**唾液が導管内に貯留し**嚢胞を形成する．

ガマ腫　ranula

舌下部に発生する粘液嚢胞は，その形状ががまの腹部のように見え青みがかった乳白色を示すことから，とくに"ガマ腫"とよぶ．

ブランディン・ヌーン嚢胞　Blandin-Nuhn cyst

舌尖部下面の前舌腺（Blandin-Nuhn腺）に関連して発生した粘液嚢胞．

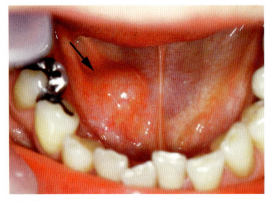

ガマ腫

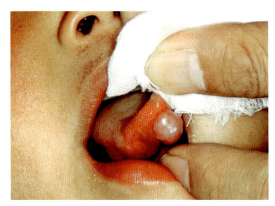

ブランディン・ヌーン嚢胞

1. 唾液腺炎
Sjögren症候群
Sjögren's syndrome

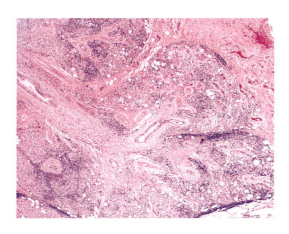
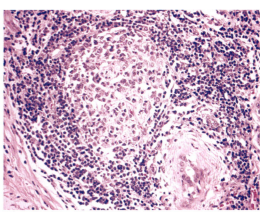

観察のポイント

❶ 唾液腺導管周囲にどのような細胞が浸潤していますか？

❷ 導管が破壊されている様子がわかりますか？

❸ 筋上皮島はみえますか？

病理組織学的所見

唾液腺導管周囲の著明な**リンパ球浸潤**は，症状の進行とともに腺房を破壊し，小葉全体に多数のリンパ球が浸潤するようになる．やがて腺房は消失し，リンパ濾胞が形成される．残存した導管から上皮筋上皮島が形成される．

> **MEMO**
>
> **Mikulicz病**
>
> 涙腺と唾液腺に対称性（両側性）に持続的な主張をきたす慢性炎症性病変である．病理組織学的にはSjögren症候群と同様に高度のリンパ球浸潤による腺の消失と上皮筋上皮島の形成がみられる．血清学的にはIgG4が高値を示し，腺組織にIgG4陽性形質細胞の高度な浸潤を伴うことからIgG4関連疾患としてまとめられた．IgG4関連疾患は，血清IgG4高値に加え，IgG4陽性形質細胞の高度な浸潤と線維化により全身臓器の腫大や結節形成を伴う原因不明の疾患である．
>
> 本症では，血清中の抗SS-A/Ro抗体，抗SS-B/La抗体は陰性であり，ステロイド投与に応答し症状が改善されるSjögren症候群とは異なる特徴を持つ．

Sjögren症候群について

　40〜50歳代の女性に好発し，慢性唾液腺炎（**口腔乾燥症（ドライマウス）**と**乾燥性角結膜炎（ドライアイ）**を主徴とする自己免疫疾患である．唾液流量の低下により**齲蝕の多発**や**歯周病の増悪**がみられ，口腔粘膜の萎縮による**びらん**や**潰瘍**を伴う．

　Sjögren症候群の病型は，関節リウマチや全身性エリテマトーデスなどの膠原病に合併する二次性（続発性）と合併のない一次性（原発性）とに大別される．さらに一次性は，唾液腺や涙腺などの腺症状のみの腺型と，腺以外の臓器にも病態が表れる腺外型とに分けられる．血清中の抗核抗体（**抗SS-A/Ro抗体，抗SS-B/La抗体**）が特異的な診断のマーカーとして有用である．確定診断には口唇腺の生検を含めた複合的な診断が必要となる（診断基準参照）．

診断基準
シェーグレン症候群（SjS）改訂診断基準
（厚生労働省研究班，1999年）

1. 生検病理組織検査で次のいずれかの陽性所見を認めること
    A) 口唇腺組織でリンパ球浸潤が$4mm^2$当たり1focus以上
    B) 涙腺組織でリンパ球浸潤が$4mm^2$当たり1focus以上
2. 口腔検査で次のいずれかの陽性所見をみとめること
    A) 唾液腺造影でstage I（直径1mm以下の小点状陰影）以上の異常所見
    B) 唾液分泌量低下（ガムテスト10分間で10mL以下，又はサクソンテスト2分間2g以下）があり，かつ唾液腺シンチグラフィーにて機能低下の所見
3. 眼科検査で次のいずれかの陽性所見を認めること
    A) シルマー（Schirmer）試験で5mm/5min以下で，かつローズベンガルテスト（van Bijsterveldスコア）で陽性
    B) シルマー（Schirmer）試験で5mm/5min以下で，かつ蛍光色素（フルオレセイン）試験で陽性
4. 血清検査で次のいずれかの陽性所見を認めること
    A) 抗SS-A抗体陽性
    B) 抗SS-B抗体陽性

診断のカテゴリー

以上1，2，3，4のいずれか2項目が陽性であればシェーグレン症候群と診断する．

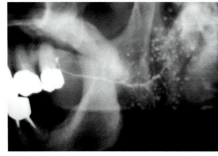

唾液腺造影像．アップルツリーパターンをみとめる

1.唾液腺炎

壊死性唾液腺化生
necrotizing sialometaplasia

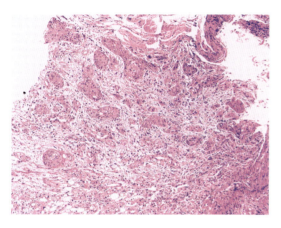
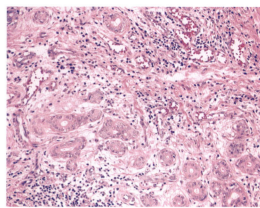

観察のポイント

❶粘膜上皮下に壊死による唾液腺の消失がみえますか？

❷扁平上皮の島状増殖がみえますか？

❸唾液腺の導管の増殖はみえますか？

❹炎症の程度はどうですか？

病理組織学的所見

　口蓋粘膜上皮下に唾液腺の炎症性変化により，腺房の壊死が著しく，導管上皮の増生がみられる．上皮は管状を示すものもみられるが，異型を欠く重層扁平上皮が島状に充実性に増殖している．

壊死性唾液腺化生について

　口蓋唾液腺の一部が壊死を起こし，腺房と導管の扁平上皮化生をきたし，しばしば粘表皮癌や扁平上皮癌と間違えられる．粘膜には潰瘍が生じ，著しい炎症反応がみられる．

2. 唾液腺腫瘍
多形腺腫
pleomorphic ademoma

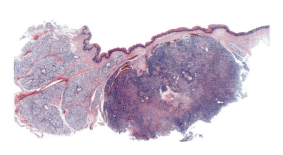
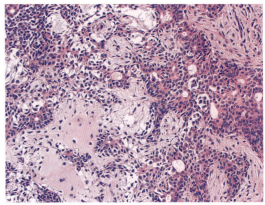

観察のポイント

❶腫瘍は類球形ですか？　分葉状ですか？
　　　　❷腫瘍に接して唾液腺がみられますか？
　　　　　　❸腫瘍に被膜はありますか？
　　　　　　　　❹腫瘍内部にはどのような構造がみられますか？
　　　　　　　　　❺腫瘍を構成する細胞はどのような細胞ですか？

病理組織学的所見

　極めて多彩な組織像を呈することが特徴である．腫瘍細胞は腺管状，索状，充実性などの上皮性構造を形成するのに加えて，粘液腫様，軟骨様の間葉様構造を伴っていることがある．これらは，上皮性腫瘍細胞により産生されたものと考えられており，多形腺腫は**純上皮性腫瘍**に位置づけられている．腫瘍細胞は①腺上皮細胞と②腫瘍性筋上皮細胞により構成されている．

多形腺腫について

　全唾液腺腫瘍の60％を占め，その8割は**耳下腺**，1割が小唾液腺に発生する．好発年齢は20〜50代であり，女性にやや多い．発育は緩徐であり，境界明瞭な無痛性腫瘤を形成する．多彩な組織像を反映し，腫瘤は固いものから柔らかいものまで様々である．基本的には線維性被膜により病巣全体が被覆されているが，局所侵襲性であることから，不完全な摘出は再発の原因となる．

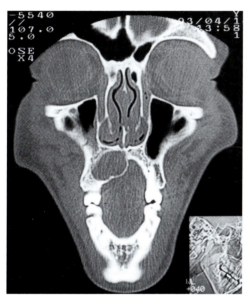

口蓋部の腫瘤．著明な骨破壊がみれらる

MEMO

唾液腺腫瘍

　口腔領域に発生する稀な腫瘍である．発生頻度は全腫瘍の約1％であり多くは耳下腺に発生し，顎下腺，舌下腺，小唾液腺がこれに次ぐ．良性腫瘍は発育が緩慢であり，周囲との境界が明瞭な無痛性，可動性の腫瘤として自覚される．一方，悪性腫瘍では，悪性度の違いにより発育速度に違いが見られ，疼痛などの神経症状を伴うことがある．

多形腺腫由来癌　carcinoma ex pleomorphic adenoma

　多形腺腫の一部から悪性腫瘍が発生したもので，多形腺腫の腫瘍性上皮細胞が悪性転化したものである．多形腺腫内癌は多形腺腫が長期の経過（2〜50年，平均20年）の後に急激な増大傾向，疼痛および潰瘍形成などをともない発症することが多く，50歳以上の高齢者に多い．
　病理組織学的に癌腫の部分は，低分化・未分化腺癌の頻度が多いが，扁平上皮癌や他の唾液腺悪性腫瘍が発生することもある．

2. 唾液腺腫瘍

基底細胞腺腫
basal cell adenoma

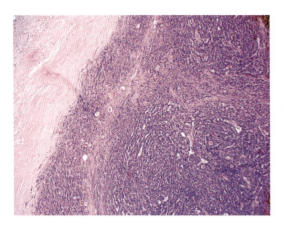
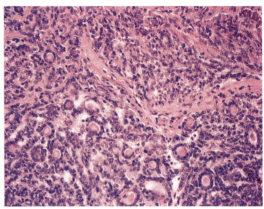

観察のポイント

❶ 腫瘍は類球形ですか？ 分葉状ですか？

❷ 腫瘍に接して唾液腺がみられますか？

❸ 腫瘍に被膜はありますか？

❹ 腫瘍内部にはどのような構造がみられますか？

❺ 腫瘍を構成する細胞はどのような細胞ですか？

病理組織学的所見

　耳下腺組織に生じた類球形の腫瘍で，線維性被膜に囲まれている．腫瘍の内部には立方形の腫瘍細胞が少量の成熟した間質結合組織に接して柵状に配列し，索状ないし腺管状の腫瘍胞巣を形成し，小嚢胞状変化が散見される．

基底細胞腺腫について

　高齢者の耳下腺に好発する．腺上皮細胞と腫瘍性筋上皮細胞よりなる腫瘍である．多形腺腫と違い，間葉様構造を伴わない．腫瘍細胞は，管状，索状，充実性，膜性の4パターンを示し，膜性では好酸性の硝子様物質が大量に沈着する．腫瘍最外層の細胞が索状に配列するのが特徴である．局所浸潤性を示す．

2.唾液腺腫瘍

Warthin 腫瘍
Warthin tumor

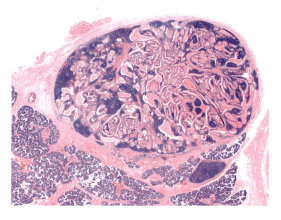
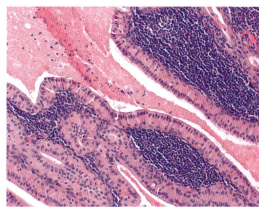

観察のポイント

❶ 腫瘍は類球形ですか？　分葉状ですか？

❷ 腫瘍に接して唾液腺がみられますか？

❸ 腫瘍に被膜はありますか？

❹ 腫瘍内部にはどのような構造がみられますか？

❺ 腫瘍を構成する細胞はどのような細胞ですか？

❻ 間質にはリンパ濾胞がみえますか？

病理組織学的所見

　腫瘍は漿液腺との間に線維性被膜を有し、類球形である．腫瘍は囊胞状であり、好酸性内容物で満たされている内腔に向かって、好酸性の上皮細胞がリンパ濾胞を伴って乳頭状に増殖している．上皮細胞は内腔側に円柱状の上皮細胞，間質側に立方形の上皮細胞が2層性に配列している．リンパ濾胞には胚中心が形成されている．リンパ球に異型はみられない．

Warthin 腫瘍について

　多形腺腫に次いで発生頻度が高く、**中高年の男性**に好発し、大部分は**耳下腺下極**に生じる．喫煙との関連が示唆されている．唾液腺内のリンパ節に封入された唾液腺導管由来の上皮細胞が発生起源と考えられている．

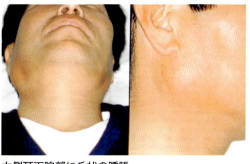

右側耳下腺部に丘状の腫脹

2. 唾液腺腫瘍
筋上皮腫
myoepithelioma

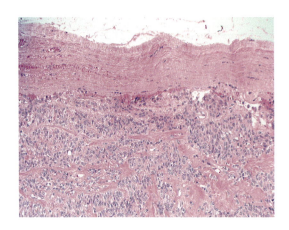
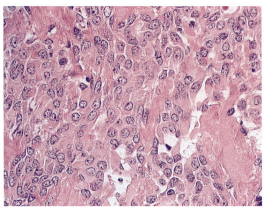

観察のポイント

❶腫瘍は類球形ですか？　分葉状ですか？
　　❷腫瘍に接して唾液腺がみられますか？
　　　　❸腫瘍に被膜はありますか？
　　　　　　❹腫瘍内部にはどのような構造がみられますか？
　　　　　　　　❺腫瘍を構成する細胞はどのような細胞ですか？

病理組織学的所見

　被膜を有する腫瘍内部には腫瘍細胞が密に増殖し，腺管構造はみられない．腫瘍細胞は形質細胞に類似した楕円形細胞で，好酸性の細胞質をもち，核が偏在している（形質細胞型）．形質細胞型以外にも上皮様細胞型，紡錘形細胞型，明細胞型などの腫瘍細胞が出現する．

筋上皮腫について

　腫瘍性筋上皮細胞の増殖からなる稀な腫瘍で，全唾液腺腫瘍の1.5％に相当する．多くは耳下腺（40％）に生じ，口蓋がこれに次ぐ．発症年齢のピークは30歳代である．緩徐に発育し，無症候性である．完全な摘出により予後は良好で，再発率は多形腺腫よりも低い．腫瘍性筋上皮細胞は，紡錘形，形質細胞様，硝子細胞様，上皮様，明細胞，オンコサイトなど極めて多彩な形態をとるうえ，その組織構築の違いによりさらに多様な組織像を呈する．

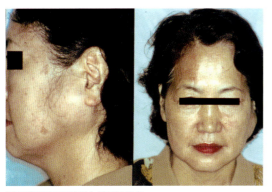

耳下腺部の著明な腫瘤形成

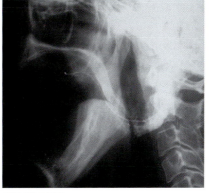

唾液腺造影像

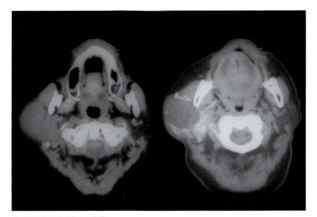

左側耳下腺部の腫瘤

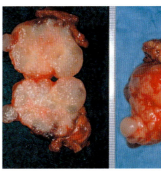

摘出腫瘍

2. 唾液腺腫瘍
粘表皮癌
mucoepidermoid carcinoma

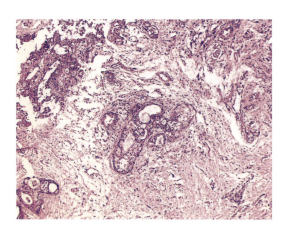
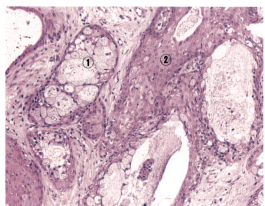

観察のポイント

❶正常組織と腫瘍組織との境界は不明瞭ですか？

❷腫瘍にはどのような構造がみられますか？

❸腫瘍はどのような細胞で構成されていますか？

病理組織学的所見

　口腔粘膜下に線維性被膜を欠く腫瘍がみられる．腫瘍胞巣は**腺管状**，**小嚢胞状**または**充実性**である．腫瘍細胞は**粘液産生細胞**（①），重層扁平上皮の棘細胞に類似した**扁平上皮様細胞**（②）と，両者の**中間型の細胞**が種々の割合に混在している．また，細胞質にグリコーゲンをもつ明調細胞もしばしばみとめられる．

粘表皮癌について

　発生頻度の最も高い悪性唾液腺腫瘍であり，女性にやや多く発生する．約50％は耳下腺に，その他口蓋や頬粘膜に生じる．すべての年齢層に生じるが，小児においては最も多発する悪性唾液腺腫瘍である．腫瘍は，粘液産生細胞，類表皮細胞（扁平上皮細胞），中間型細胞から構成され，粘液産生細胞に富む腫瘍は，少ないものに比較して予後が良いとされている．粘液産生細胞の同定には，PAS染色，ムチカルミン染色，アルシアンブルー染色などが有用である．悪性度の高いものは急速な増大を示し，疼痛や骨破壊，潰瘍形成などが見られる．

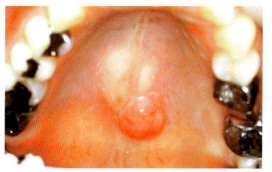

口蓋にできた腫瘍（ミラー像）

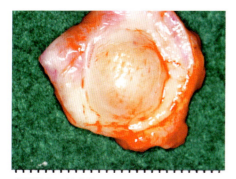 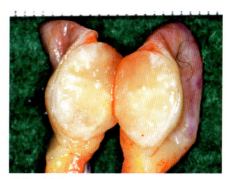

丘状腫瘍の摘出物　　　　　　　　　腫瘍の割面

> **MEMO**
>
> **腺房細胞癌　acinic cell carcinoma**
>
> 　大部分（90-95％）は，耳下腺に生じる．女性にやや多い．悪性度の低いものが大半を占め，緩徐な発育と境界明瞭な無痛性腫瘤の形成を特徴とする．腫瘍細胞は漿液性腺房細胞様細胞からなり，好塩基性の細胞質と偏在する核を有する．

2. 唾液腺腫瘍
腺様嚢胞癌
adenoid cystic carcinoma

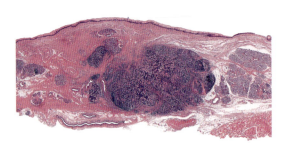
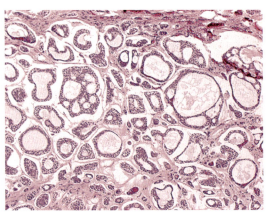

観察のポイント

❶ 正常組織と腫瘍組織との境界は不明瞭ですか？

❷ 腫瘍にはどのような構造がみられますか？

❸ 腫瘍はどのような細胞で構成されていますか？

❹ 神経周囲に浸潤する胞巣が見られませんか？

❺ 腫瘍間質に硝子化が生じていませんか？

病理組織学的所見

　腫瘍は被膜を欠くが，周囲組織との境界は比較的明瞭である．腫瘍胞巣は，大小の偽腺腔を持つ**篩状構造**（cribriform pattern）が特徴的で，その他にも腺管型，充実型の腫瘍胞巣を形成する．腺腔には粘液状物質がみられ，これを囲む部位では腫瘍細胞が2層性に配列する．腫瘍細胞は小型でクロマチンに富む立方形細胞で，異型性に乏しい．間質結合組織は硝子化をみる．一部では**神経線維束へ浸潤**している．

腺様嚢胞癌について

　耳下腺，顎下腺，小唾液腺に好発する悪性唾液腺腫瘍で，全唾液腺腫瘍の約10％を占める．30〜50代の女性にやや多い．発育は緩徐であるが，神経周囲への浸潤が特徴で，疼痛，知覚異常などの症状を呈する．再発率が高く，予後不良であり，肺などの遠隔臓器への血行性転移が多い．組織学的には，腺上皮細胞と腫瘍性筋上皮細胞の2種類の腫瘍細胞より構成され，篩状（スイスチーズ様）の腫瘍胞巣を形成する．

XI 非歯原性腫瘍

　口腔に発生する腫瘍は全腫瘍中の数パーセントにすぎない．しかし，平均余命の伸長や生活習慣の変化に伴って，その数は近年増加の傾向にある．

　その数は近年増加傾向にあり，特に口腔癌で顕著である．また頸部リンパ節に初発することの多い悪性リンパ腫は，取扱いに注意を要する病変である．

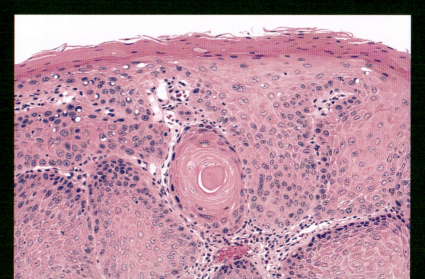

扁平上皮癌

線維腫
fibroma

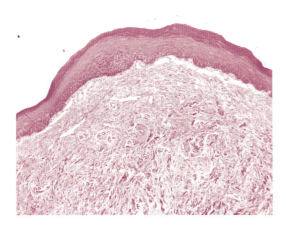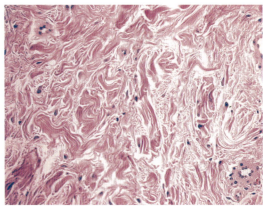

観察のポイント
❶ 表面は重層扁平上皮が被覆していますか？
❷ 増殖の主体はどんな細胞からなりますか？
❸ 炎症性変化はどこにありますか？

病理組織学的所見

　不規則な配列を示す膠原線維と線維芽細胞の増殖からなる．周囲との境界は明瞭である．線維の増生のため，**上皮は突起を欠き圧平される**．
　増大に伴い，しばしば表層に潰瘍を認めたり，炎症性細胞浸潤がみられる．

■線維腫について

線維性結合組織の増殖を主とした真の線維腫は,口腔領域ではまれであるが存在する.

腫瘍は,**歯肉**,**頬粘膜**,**口蓋**,次いで,舌,口唇に多くみられる.成人に多く,女性にやや多い.歯肉にできるものは,線維腫性エプーリスの名称がある.

類腱線維腫

30歳以下の若年者の下顎枝や下顎角部及び長管骨に発症する疾患である.発育緩徐な無痛性の顎骨膨隆を呈する.エックス線的には単房性ないし多房性の透過像を示す.局所侵襲性であることから時として境界不明瞭であることがある.再発傾向を有する.

線維腫の類縁疾患

線維性過形成 fibrous hyperplasia

非腫瘍性の炎症性反応性の増生からなり,周囲との境界は明らかでない.形成される膠原線維も太いものが多く,硝子化している像もみられる.しかし,線維腫との鑑別は時として容易でないことがある.

乳頭腫
squamous epithelial papilloma

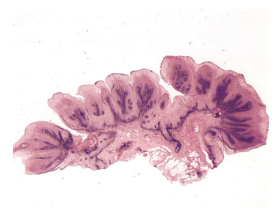 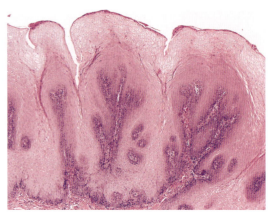

観察のポイント

❶乳頭状の増殖がみえますか？

❷増殖している組織は上皮ですか？　結合組織ですか？

❸上皮細胞の異型性はどうですか？

❹結合組織の軸を伴っていますか？

病理組織学的所見

　錯角化あるいは正角化を示す重層扁平上皮の外方性の増殖からなり，有棘層の肥厚がみられ，**上皮の増殖が乳頭状増殖の大半を占める**．結合組織は軸としてみられる．上皮基底層に核分裂像をみることがあるが，細胞異型はきわめて軽度である．本病変から癌への進展は報告がない．Papilloma virusの感染を認めた報告があるが，発生との関連は明らかにされていない．

乳頭腫について

　口腔粘膜の表面から**外方へ乳頭状に発育した腫瘍**．口腔粘膜におけるこのような乳頭状の増殖はまれでない．しかし，多くは炎症性反応性の増殖であり，真の腫瘍は少ない．

　好発年齢，性差はない．発生部位は，舌，口蓋，歯肉，頬粘膜の順に多い．表面は樹枝状に増殖し，**カリフラワー**を思わせる形態を示し，白色を呈する．

　臨床的に乳頭腫に類似した発育を示す病変には，verrucous carcinoma と papillary squamous cell carcinoma がある．

乳頭状過形成　papillary hyperplasia

　炎症性反応性増殖として乳頭状過形成が義歯床辺縁部や口蓋，頬粘膜などの口腔粘膜によくみられるが，増殖の本体は上皮よりも結合組織で，毛細血管が豊富であり種々の程度に炎症性細胞浸潤をともなっている．臨床的にはポリープとして認められる．義歯床辺縁部にできるものは義歯性線維腫とよんでいる．

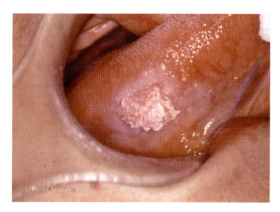

舌側面の乳頭腫（カリフラワー状）

血管腫
hemangioma

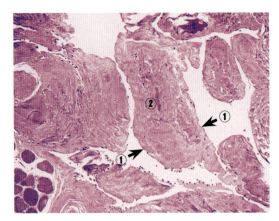
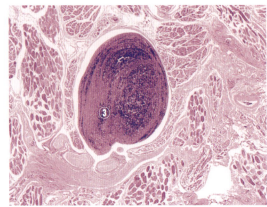

観察のポイント

❶ 拡張した多数の血管がみえますか？

❷ 血管はどんな分布をしていますか？

❸ 血管腔に内皮細胞は確認できますか？

❹ 血管の周囲はどんな細胞がみえますか？

❺ 血管内に血栓が形成されているのがわかりますか？

病理組織学的所見

　粘膜上皮下あるいは筋層内に多数の拡張した毛細血管が増殖してみられる．周囲との境界は不明瞭なことが多い．**毛細血管腫**が最も多く，次いで**海綿状血管腫**がみられる．海綿状血管腫では，大きく拡張した血管腔の中に赤血球を充満した血管が増殖しており，血管の内皮細胞は圧平され平坦なものが多い．左標本は静脈性血管腫で，血管腔は1層の内皮細胞（①）と平滑筋（②）により囲まれる．右標本は血管内にみられた血栓（③）である．

血管腫について

　口腔領域の血管腫は過誤腫と考えられている．幼年期に見られ，女性に多い傾向がある．好発部位は，舌，口唇，頬粘膜，歯肉，口蓋などである．赤紫色の腫瘤として認められる．毛細血管腫と海綿状血管腫に分類され，前者では多数の小葉構造中に，内皮細胞および周皮細胞に取り囲まれて大小様々な毛細血管の増生を認めるのに対し，後者では大きく拡張した血管腔の増生が見られる．

リンパ管腫
lymphangioma

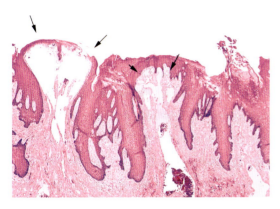
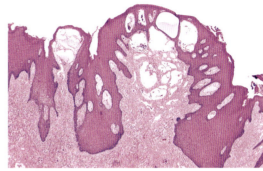

観察のポイント

❶ 上皮乳頭部に拡張したリンパ管がみえますか？

❷ 血管腫とよく似た像です．

❸ 腔内にリンパ液が貯留している様子がわかりますか？

❹ 腔内に赤血球がみえますか？

病理組織学的所見

粘膜下に多数みられる腔は，内皮細胞に覆われた薄い壁のリンパ管の増生からなる．腔内にはリンパ液が充満するが，赤血球が混在することがある．

リンパ管腫について

稀な疾患で，リンパ管の先天性形成異常と考えられている．口腔内では舌背，口蓋，頰粘膜，歯肉および口唇に見られる．リンパ管内皮細胞に裏装された，種々の大きさの管腔の増生が被覆上皮直下に認められる．血管内皮細胞との鑑別は，podoplaninやLYVE1などの抗体を用いた免疫染色が有効で，リンパ管内皮細胞は，これらに対して陽性を示す．

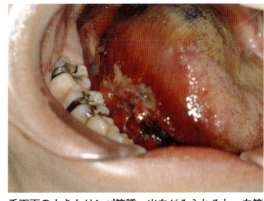

舌下面の大きなリンパ管腫．出血がみられると，血管腫と鑑別しにくい

脂肪腫
lipoma

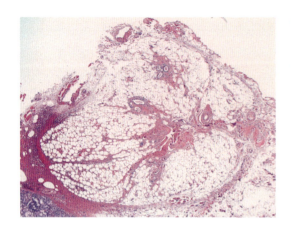
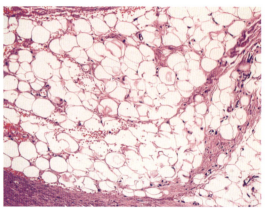

観察のポイント

❶ 成熟した脂肪細胞がみえますか？

❷ 線維により分葉状に分けられているのがわかりますか？

❸ 周囲組織と区別容易であることがわかりますか？

病理組織学的所見

　成熟した脂肪細胞の集団が，**結合組織により分葉状に区切られている**．一般的に周囲の組織との識別は容易だが，周囲の結合組織や筋組織の中に潜り込んで増殖しているものもある．

脂肪腫について

　脂肪腫は，**成熟した脂肪組織**の不規則な増殖で，口腔では粘膜下や唾液腺周囲にできることが多い．舌，頰粘膜，口唇，歯肉粘膜下の球形の腫瘤としてみられる．よほど大きくならないかぎり粘膜色にも変化がなく，疼痛などもない．

神経鞘腫
Schwannoma

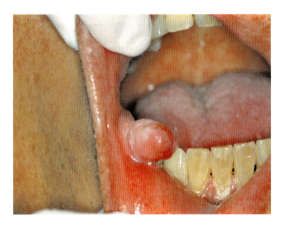
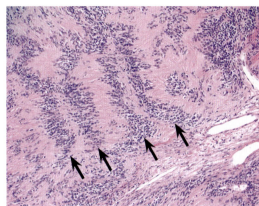

観察のポイント

❶粘膜上皮下に複数の結節の形成がみえますか？

❷どんな形の細胞が増殖していますか？

❸核の配列が特徴的であることがわかりますか？

❹周囲との境界はどうなっていますか？

病理組織学的所見

　本腫瘍は，腫瘍細胞が特徴的な**観兵式様配列**（右標本，矢印）を示す柵状型（**Antoni A型**）と不規則に配列する網状型（**Antoni B型**）に大別される．観兵式様配列は紡錘形の腫瘍細胞の核が一線に配列して柵状になる．腫瘍は線維性被膜に囲まれるが，さらに胞巣内でも結合組織により分葉状となる．

　標本では，線維束が種々の方向へ無秩序に流れている．線維束が縦断されているところと横断されているところでは，見え方が違う．横断面では線維の流れはわからない．核が横一列に並んで，兵隊が行進しているような像がみえる．

神経鞘腫について

　末梢神経のシュワン鞘に由来する良性腫瘍である．舌に好発し，口蓋，頰粘膜，口腔底，口唇，歯肉などに見られる．境界明瞭な弾性硬から軟の孤在性の腫瘤として認められる．Antoni A型ではいわゆる観兵式様配列をとることを特徴としている．また，Verocay体の形成を伴うことがある．Antoni B型では，腫瘍細胞の密度は低く，基質が浮腫状ないし粘液状を呈する．Antoni A型およびB型は単独で，またはしばしば混在して一つの病変を形成していることがある．腫瘍細胞はS100抗体に対して陽性反応を示す．

神経線維腫
neurofibroma

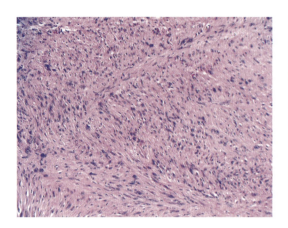
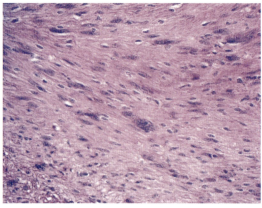

観察のポイント

❶ 腫瘍に被膜がありますか？

❷ 腫瘍の増殖の主体はどのような細胞ですか？

❸ 増殖細胞はどのような配列をしていますか？

❹ 細胞間に膠原線維がみられませんか？

❺ 腫瘍に連続した末梢神経が確認できますか？

病理組織学的所見

腫瘍は線維性被膜を欠いている．増殖の主体は紡錘形の核を有する細胞で，波状，束状に配列し，細胞間に少量の膠原線維が形成されている．腫瘍の一部に連続して末梢神経が観察される．

神経線維腫について

末梢神経から生じる良性腫瘍で，シュワン細胞と**神経周膜様細胞**，軸索および線維芽細胞により構成されている．成人において散発性，孤在性に発生し，口腔領域では舌，口蓋，頬粘膜などに好発する．神経鞘腫とは明瞭に区別されるべき疾患で，観兵式様配列やVerocay体の形成は認められない．

von Recklinghausen病　von Recklinghausen's disease

常染色体優性遺伝の形式をとる．Ⅰ型神経線維腫症（neurofibromatosis, typeⅠ）の別名がある．癌抑制遺伝子であるNF1遺伝子の変異により発生する．皮膚のメラニン色素沈着（**Café au lait spot**），皮膚の**多発性神経線維腫**，視神経・脳神経・脊髄神経腫瘍，骨病変（蝶形骨の異型性，長管骨皮質の菲薄化）を伴う．

骨腫（外骨症）
osteoma (exostosis)

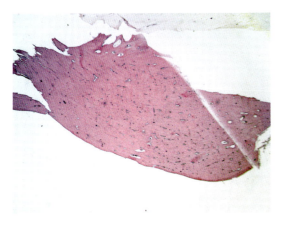
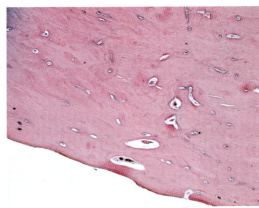

観察のポイント

❶骨の肥厚がみられませんか？

❷肥厚している骨は緻密骨または海綿骨のどちらですか？

❸骨髄腔には何がみられますか？

❹骨細胞，骨芽細胞が確認できますか？

病理組織学的所見

　緻密な層板骨の肥厚がみとめられる．一部では海綿骨を付し，骨髄腔に脂肪をみとめる（脂肪髄）．骨表面にはわずかに骨芽細胞が付着し，骨小腔内には骨細胞を入れている．

骨腫について

　成熟した緻密骨からなる良性腫瘍で，30〜40代男性の頭蓋顎顔面骨に単骨性に生じる．骨表面から外方性に突出する骨膜性骨腫と骨髄腔内に生じる内骨性骨腫に分けられる．常染色体優性遺伝性疾患であるガードナー症候群では骨腫を多発性に生じる．

　外骨症とは骨表面から突出する骨隆起のことであり，反応性に生じる非腫瘍性病変である．**口蓋隆起**や**下顎隆起**（矢印）などがある．

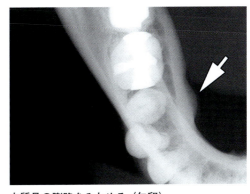

皮質骨の膨隆をみとめる（矢印）

線維肉腫
fibrosarcoma

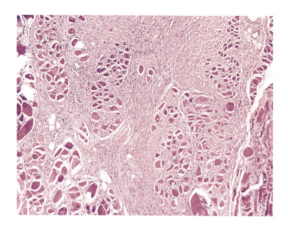
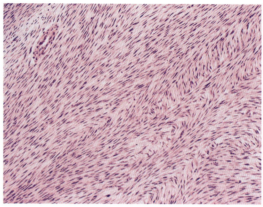

観察のポイント

❶腫瘍細胞はどんな形ですか？

❷腫瘍細胞や膠原線維の配列，流れに注意して下さい．

❸クロマチンに濃く染まる大型の細胞はみられますか？

❹核分裂像を持つ細胞がみえますか？

❺腫瘍が筋組織を壊しながら増殖する様子がわかりますか？

病理組織学的所見

　肉眼的には白色の充実性病変である．腫瘍細胞は，紡錘形で膠原線維の形成に乏しく，また一般に異型性に乏しいものが多いが，大型で異型性の強い細胞が混在してみられる．腫瘍に被膜はみられず，筋組織内に浸潤増殖する（左標本）．

　腫瘍細胞の配列は，いわゆる herring bone pattern（杉綾織）を示している（右標本）．

線維肉腫について

　中高年の四肢，体幹，頭頸部に発生する線維肉腫は線維芽細胞に由来する悪性非上皮性腫瘍で，成人型と呼ばれるものと，乳幼児に生じる乳幼児型に大別される．

　線維芽細胞増殖からなる悪性腫瘍で，結合組織のある場所のいずれからも発生する．口腔では顎骨周囲性あるいは中心性に発生する．肉腫の好発年齢は，一般に癌よりも低い．

　腫瘍細胞が作る膠原線維の量はさまざまで，高度なものは瘢痕組織のようにみえる．腫瘍細胞の異型も，ほとんど正常の線維芽細胞と変わらないものから，異型性が強くクロマチンに濃染する不整形な核を有する高度なものまでみられる．

　腫瘍の進展速度は症例により異なるが，歯肉や顎骨の膨隆がみられ，表面に潰瘍を形成し，患者が疼痛を訴え来院する．顎骨中心性のものは，歯の動揺や疼痛を主訴に来院することがある．

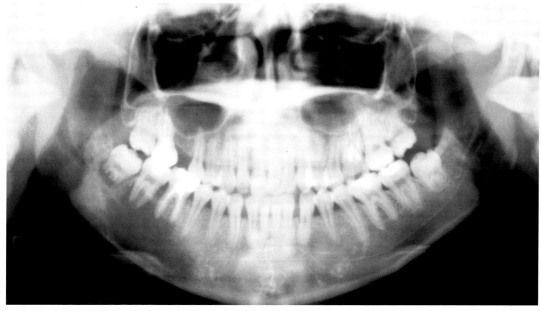

下顎右側小臼歯根尖から智歯部におよぶ辺縁不規則な骨破壊像．骨体の膨隆がみとめられる

骨肉腫
osteosarcoma

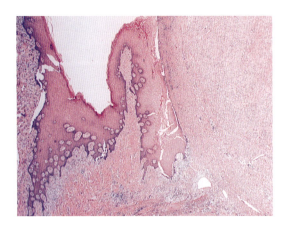
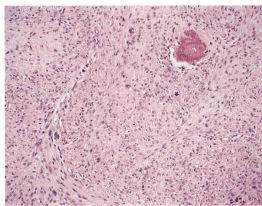

観察のポイント

❶ 腫瘍細胞の形を確認してください．

❷ クロマチンに濃く染まる核が目立ちませんか？

❸ 類骨の周囲の細胞をみてください．

❹ 細胞の配列や流れをみてください．

❺ 軟骨形成の部がわかりますか？

病理組織学的所見

　腫瘍細胞は多角形で濃染性の核をもつ．腫瘍細胞が紡錘形であるときは線維肉腫や軟骨肉腫と区別しにくいことがある．胞巣内に種々の程度に類骨の形成がみられる．類骨は不規則な梁状のものが多く，細胞を多く含んでいる．また胞巣内に軟骨の形成がみられることがある．軟骨部が大量に存在しても，骨の形成をみるときには骨肉腫と診断される．硬組織の形成量は症例により異なり，また同一腫瘍内でも部位により異なる．

骨肉腫について

　腫瘍細胞が類骨や骨を形成する悪性非上皮性腫瘍である．大腿骨や脛骨に好発するが，口腔内では下顎骨体部における発生頻度が高く，好発年齢は30〜40代である．臨床的に疼痛や腫脹を伴うことを特徴とする．顎骨の症例では遠隔転移は稀であるが，長管骨例では血行性に肺などに転移することが多い．

軟骨肉腫
chondrosarcoma

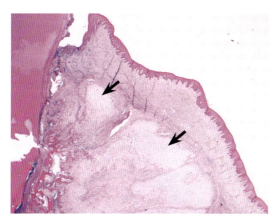
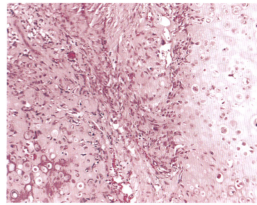

観察のポイント
❶軟骨の形成はみえますか？
❷胞巣は分葉状ですか？
❸軟骨細胞の異型をみてください．
❹石灰化の程度はどうですか？

病理組織学的所見

腫瘍は分葉状に増殖を呈し，強い異型を示す軟骨細胞の増殖（矢印）からなる．硝子軟骨形成部に接して，周囲には未分化間葉細胞が密に増殖している．

軟骨肉腫について

口腔領域では上顎骨や鼻中隔に好発し，全軟骨肉腫の3〜4％に相当する．歯の弛緩動揺，視覚障害，鼻閉などの症状を伴う．発育は緩慢だが局所再発は多い．遠隔転移は稀である．

扁平上皮癌
squamous cell carcinoma

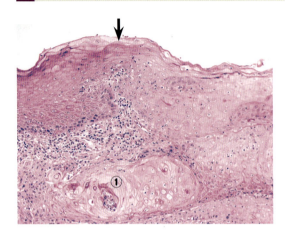
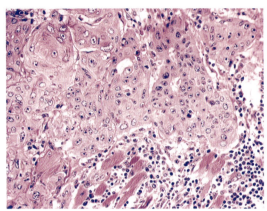
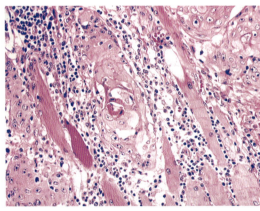

観察のポイント

❶粘膜上皮から連続して腫瘍が発生しているのがわかりますか？

❷癌細胞の形は扁平上皮に似ていることがわかりますか？

❸腫瘍細胞にはどんな異型性がみえますか？

❹腫瘍の実質と間質が区別できますか？

❺癌が下在組織を壊しながら進行している様子がわかりますか？

病理組織学的所見

　粘膜上皮から連続して腫瘍を形成しているのがわかる（矢印）．腫瘍細胞は，高分化型では重層扁平上皮の有棘層の細胞に類似し，細胞間橋がみられる．腫瘍胞巣には，しばしば**癌真珠（角化球**，①）がみられる．分化度が低くなるに従って角化傾向は減少し，上皮基底層に類似した腫瘍細胞からなるものは基底細胞癌とよばれる．また，papilloma virus感染に継発して起こるものでは，**コイロサイト**とよばれる大型の明るい細胞が出現する．

扁平上皮癌について

　口腔内に最も多発する悪性上皮性腫瘍である．胞巣の辺縁部から中心部に向かって層状分化を示す．胞巣辺縁に基底細胞様の腫瘍細胞が配列し，中心部には角化物の貯留（癌真珠）が認められる．分化の程度により高分化型，中分化型，低分化型に分けられる．癌真珠，細胞間橋の明瞭なものは高分化型である．主としてリンパ行性転移を示し，上内頸静脈リンパ節，顎下リンパ節への転移がしばしば認められる．（p.130の図参照）

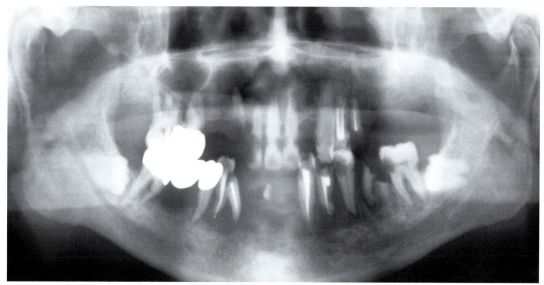

歯肉癌が進行して下顎前歯部歯槽骨が激しく破壊されている．歯槽骨吸収による浮遊歯がみられる

> **MEMO　口腔癌のTNM分類**
>
> **T－原発腫瘍の大きさ（最大径）**
> 　TX：原発腫瘍の評価が不可能
> 　T0：原発腫瘍を認めない
> 　Tis：上皮内癌
> 　T1：2cm以下
> 　T2：2～4cm
> 　T3：4cm以上
> 　T4a　口唇：骨髄質，下歯槽神経，口腔底，皮膚に浸潤
> 　T4a　口腔：骨髄質，舌唇相の筋肉／外舌筋，上顎洞，顔面の皮膚に浸潤
> 　T4b　口唇および口腔：咀嚼筋間隙，翼状突起，または頭蓋底に浸潤，
> 　　　　　　　　　　　または内頸動脈を全周性に取り囲む腫瘍
>
> **N－所属リンパ節転移**
> 　NX：所属リンパ節転移の評価が不可能
> 　N0：所属リンパ節転移なし
> 　N1：同側の単発性リンパ節転移で最大径が3cm以下
> 　N2a：同側の単発性リンパ節転移で最大径が3～6cm
> 　N2b：同側の多発性リンパ節転移で最大径が6cm以下
> 　N2c：両側あるいは対側のリンパ節転移で最大径が6cm以下
> 　N3：最大径が6cm以上
>
> **M－遠隔転移の有無**
> 　MX：遠隔転移の評価が不可能
> 　M0：遠隔転移なし
> 　M1：遠隔転移あり

リンパ節転移
lymph node metastasis

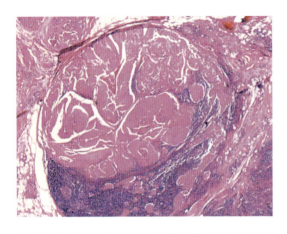
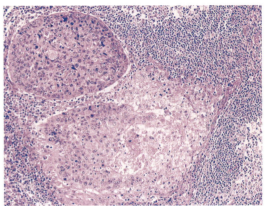

観察のポイント

❶ リンパ節内に腫瘍胞巣を確認できますか？

❷ どんな腫瘍細胞ですか？

❸ リンパ節の構造はどうなっていますか？

病理組織学的所見

　リンパ節は本来濾胞構造を呈する（正常図）が，扁平上皮癌のリンパ節転移では，濾胞構造が破壊され，癌細胞が集団を形成している．リンパ行性転移ではリンパ液の流れに沿って癌細胞が運ばれることから，転移巣は一般的には辺縁洞付近から形成されることが多い．

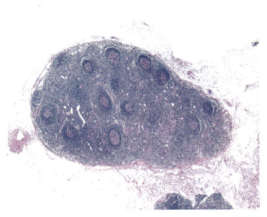
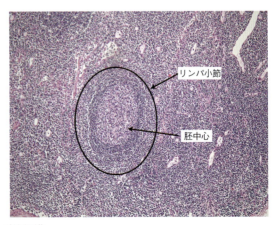

正常リンパ節組織

悪性黒色腫
malignant melanoma

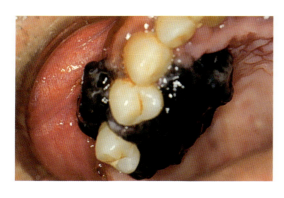
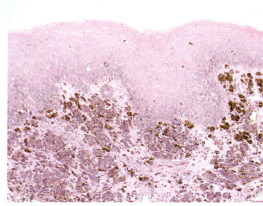

観察のポイント
❶腫瘍細胞はどんな形をした細胞ですか？

❷腫瘍細胞巣と上皮層はどんな関係にありますか？

❸メラニン色素顆粒はどんな細胞にみられますか（2種類）？

❹腫瘍胞巣の上皮直下と深部ではどんな違いがみられますか？

病理組織学的所見

　メラニン産生細胞に由来する悪性腫瘍で，予後がきわめて悪い．メラニンは腫瘍細胞と胞巣間に浸潤してきたマクロファージの貪食顆粒としてみられる．腫瘍は癌腫様，肉腫様などさまざまな増殖パターンを示す．胞巣の上部ではメラニン産生が高く，深部へ行くと低くなる傾向がある．また，メラニン産生能の低い無色素性悪性黒色腫がみられることもある．

悪性黒色腫について

　本腫瘍はメラノサイト由来で，あらゆる腫瘍の中で最も悪性度の高い腫瘍であるといわれる．本腫瘍は表皮内のメラノサイトから発生し，日光（紫外線）や外傷などが誘因であるとされる．母斑からの悪性化のほか，母斑を経ずに直接発生することがある．足底，爪甲下に発生することが多いが，口腔内では，口蓋や上顎歯肉に好発する．

　本腫瘍は急速に増殖，転移をきたし，予後が悪い．腫瘍細胞内にメラニン顆粒をみとめるが，色素産生のみられない無色素性黒色腫もみられる．腫瘍細胞はチロシナーゼ反応，DOPA反応陽性，免疫組織学的にS-100タンパク，HMB45陽性で，メラノサイト由来と同定される．

MEMO

ほくろ（母斑）

　母斑は良性腫瘍である．皮膚組織の発生部位により，境界母斑（粘膜—真皮境界部に限局），真皮内母斑（真皮内に限局），複合母斑（境界母斑と真皮内母斑の混合型）に分類される．

皮膚のメラニンは進化のなごり？

　無脊椎動物の皮膚や血球にはフェノールオキシダーゼ（PO）活性があり，メラニン色素を産生している．このメラニン色素産生の過程で生じるキノンという物質は，細胞毒性や抗菌性を示し，体内に侵入する微生物の増殖を抑制することにより生体防御の重要な因子となっている．

悪性リンパ腫
malignant lymphoma

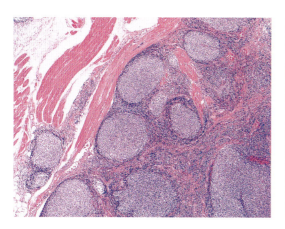
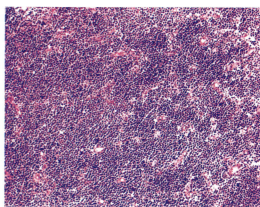

観察のポイント

❶リンパ節の構造はどうなっていますか？

❷増殖しているリンパ球の形態はどんな形ですか？

❸正常のリンパ球がみえますか？

病理組織学的所見

腫瘍性リンパ球の増殖により，リンパ節の構造の変化が起こっている．

標本はびまん性大細胞型B細胞リンパ腫（DLBCL, NOS：diffuse large B-cell lymphoma, not otherwise specified）であり，腫瘍細胞は正常リンパ球よりやや大型で，核形の不整がみられる．リンパ節を越えて周囲組織へ拡がる像もしばしばみられる．WHO分類（137ページの表）は組織型と免疫染色によって決められる．

> **MEMO**
>
> **リンパ腫**
>
> リンパ腫の発生は年々増加している．わが国では**成人T細胞性白血病／リンパ腫**が多く，典型例での組織像は多形細胞型として分類される．小児ではリンパ芽球型が多い．

悪性リンパ腫について

骨髄に存在する造血幹細胞は，骨髄系幹細胞とリンパ系幹細胞に分かれ，前者から赤血球，血小板，顆粒球および単球が産生される．一方，後者からはB細胞，T細胞，NK細胞などのリンパ球が産生される（図1）．

悪性リンパ腫は，リンパ球に由来する悪性腫瘍である．全身のいたるところで発生する可能性があり，主に頸部，腋窩，鼠径リンパ節などに発生する．その他，消化管，眼窩，肺，脳などリンパ節以外の臓器にも発生する．リンパ腫は実に多くの種類に分類されているが，大きくホジキンリンパ腫と非ホジキンリンパ腫の2種類に分類される（図2）．WHO分類については付表に示す．口腔領域においては口蓋，歯肉に発生するものが大部分で，舌や頰粘膜における発生は稀とされている．組織学的には大部分がびまん性大細胞型B細胞リンパ腫であり，その他には濾胞性リンパ腫，バーキットリンパ腫，マントル細胞リンパ腫などがある．

DLBCL

びまん性大細胞型B細胞リンパ腫（DLBCL, NOS：diffuse large B-cell lymphoma, not otherwise specified）は，Bリンパ球に由来する非ホジキンリンパ腫で中悪性度に分類される．組織学的には，大型の芽球化Bリンパ球系細胞がびまん性に発育しており，BCL6，BCL2，c-MYCなどの遺伝子異常を伴うことが特徴である．

Hodgkinリンパ腫

HRS細胞（Hodgkin/Reed-Sternberg細胞）やLP細胞（lymphocyte predominant細胞）の出現を伴う悪性リンパ腫の一病態である．我が国における発症頻度は低く，全悪性リンパ腫の約10％程度で，20歳代と50～60歳代での発症が多いとされている．治療方針の決定や予後を類推するにあたり，病期（ステージ）の正確な把握が重要である．病期Ⅰ期，Ⅱ期は限局期ホジキンリンパ腫，Ⅲ期，Ⅳ期は進行期ホジキンリンパ腫に分類される．

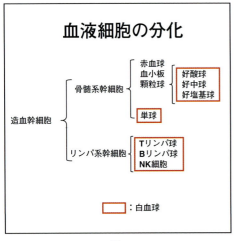

図1

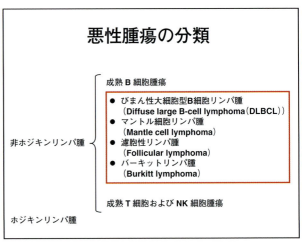

図2

■表：非 Hodgkin リンパ腫 WHO 分類

1. 前駆（未熟）B, T 細胞腫瘍
   1) B 細胞リンパ芽球リンパ腫／白血病
   2) T 細胞リンパ芽球リンパ腫／白血病

2. 末梢（成熟）B 細胞腫瘍
   1) 慢性リンパ性白血病／小細胞性リンパ腫
   2) リンパ形質細胞性リンパ腫／Waldenström マクログロブリン血症
   3) 脾臓辺縁帯リンパ腫
   4) 節外性濾胞辺縁帯リンパ腫（MALT リンパ腫）
   5) 節性濾胞辺縁帯リンパ腫
   6) 濾胞性リンパ腫
   7) マントル細胞リンパ腫
   8) びまん性大細胞型リンパ腫
   9) 縦隔（胸腺）大細胞性リンパ腫
   10) 血管内大細胞型リンパ腫
   11) 原発性滲出液リンパ腫
   12) 膿胸関連リンパ腫
   13) Burkitt リンパ腫／白血病

3. 末梢（成熟）T/NK 細胞腫瘍
   1) 成人 T 細胞白血病／リンパ腫
   2) 節外性 NK 細胞リンパ腫, 鼻型
   3) 腸管症型 T 細胞リンパ腫
   4) 肝脾 T 細胞リンパ腫
   5) 皮下脂肪織炎様 T 細胞リンパ腫
   6) 芽球型 NK 細胞リンパ腫
   7) 菌状息肉腫／Sézary 症候群
   8) 原発性皮膚未分化大細胞リンパ腫
   9) 血管免疫芽球型 T 細胞リンパ腫
   10) 末梢性 T 細胞リンパ腫, 非特異型
   11) 未分化大細胞型リンパ腫

Hodgkinリンパ腫
Hodgkin lymphoma

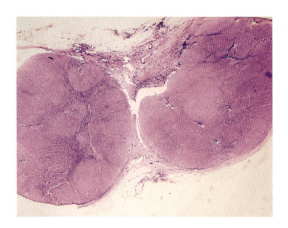 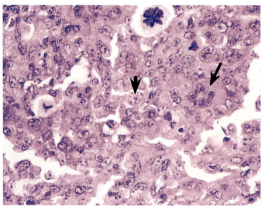

観察のポイント

❶リンパ節に発生した腫瘍であることがわかりますか？

❷Hodgkin細胞はどんな形をしていますか

❸Reed-Sternberg細胞はどんな形をしていますか？

❹鏡面像をみつけることができますか？

❺膠原線維の形成はみられますか？

病理組織学的所見

　組織学的検査によりHodgkinリンパ腫の診断は確定する．Hodgkinリンパ腫は多様な組織形態を示すが，**Reed-Sternberg (RS) 細胞**の存在が診断に有意である．典型的なものは15～40μmの大型で好酸性の細胞質にクロマチンが核周凝集する分葉状の核を持つ．特徴的なものは核が2核で，鏡面像を呈している（矢印），または多核の細胞もみられる．核がRS細胞に似ているが単核でやや小型のものを**Hodgkin細胞**とよぶ（矢頭）．これらの細胞が，診断の決め手となる．

Hodgkinリンパ腫について

悪性リンパ腫はリンパ節の悪性腫瘍で，頸部リンパ節に初発するものが多い．片側のリンパ節から，反対側あるいは離れたリンパ節へと拡がり，全身を系統的に侵す．Hodgkinリンパ腫は，リンパ節の腫大と脾腫をともなう進行性リンパ節疾患である．発生には20歳代と60歳代の2つのピークがある．侵されるリンパ節の範囲により，病期が分類されている．

Reed-Sternberg（RS）細胞の出現を特徴としており，肉芽腫性炎症か腫瘍かが議論されてきたが，現在は悪性リンパ腫の一型とされている．

腫瘍細胞の起源については，古くから細網細胞，リンパ球，組織球などが考えられているが，いまだ確定されていない．RS細胞は**CD15，CD30（顆粒球抗原）**を発現しており，診断の助けとなる．

腫瘍細胞と背景のリンパ球，膠原線維の量により5型に分類されている（**WHO分類**）．

■表：Ann Arborの病期分類

- ●Stage Ⅰ
  - ―Ⅰ：1領域のリンパ節病変
  - ―ⅠE：1領域の節外性病変
- ●Stage Ⅱ
  - ―Ⅱ：2つ以上の領域のリンパ節領域に発生し横隔膜を超えないもの
  - ―ⅡE：1領域の節外性病変と，所属リンパ節または2つ以上のリンパ節領域に発生し横隔膜を超えないもの
- ●Stage Ⅲ
  - ―Ⅲ：複数のリンパ節領域に発生し横隔膜を超えているもの
  - ―ⅢE：上記に加え節外性病変を有するもの
- ●Stage Ⅳ
  - ―Ⅳ：複数の節外性病変を有するもの

■表：Hodgkinリンパ腫のWHO分類

1）結節性リンパ球優位型	・ポップコーン細胞 ・ぼんやりとした結節性病変	
古典的Hodgkinリンパ腫		
2）結節硬化型	・lacunar cell ・膠原線維束によって結節性に区分される	
3）リンパ球優位型	・Hodgkin細胞，RS細胞：16個以上／×200視野 ・リンパ球ないし組織球が主な構成成分 ・壊死，線維化はほとんどない．	
4）混合細胞型	・Hodgkin細胞，RS細胞：5〜15個／×200視野 ・組織球，好酸球，形質細胞，好中球が種々の程度に出現 ・軽度の線維化，小壊死巣がみられる	
5）リンパ球減少型	・Hodgkin細胞，RS細胞：5個未満／×200視野 ・リンパ球が減少 ・線維化，壊死を伴う	

白血病（急性骨髄性白血病）
Leukemia

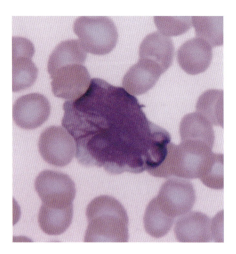 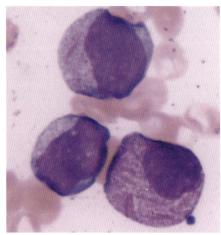

観察のポイント

❶ 種々の大きさの血球細胞がみえますか？

❷ 核の形態異常がわかりますか？

❸ 比較的広い細胞質内に顆粒を持つ細胞がわかりますか？

❹ 細胞質にアウエル小体（針状結晶）がみえますか？

臨床病理学的所見

患者は息切れを訴え，上肢や胸部に紫斑が出現，微熱もみとめられる．末梢血検査で白血球数が著しく増加する．白血球の多くは芽球であり，ペルオキシダーゼ陽性で針状のアウエル小体をみとめる．また染色検査でt(8;21)(q22;q22);(AML1/ETO)の染色体異常をみとめ，急性骨髄性白血病（FAB分類でM2，WHO分類でAML with recurrent genetic abnormalities）である．

> **MEMO 白血病裂孔**
>
> 急性骨髄性白血病の末梢血では，骨髄芽球と少数の成熟顆粒球をみるのみで，中間成熟段階の細胞をみない．

白血病について

造血幹細胞の系統的な腫瘍性増殖をきたす病変である．このため，未熟な骨髄球やリンパ球が成熟せずに末梢血に出現する．腫瘍細胞は機能的にも未熟なため易感染性となり，倦怠感，発熱や貧血がみられ，血液凝固異常を示す．口腔は初期症状の一部が現れ，診断に重要な臓器である．口腔症状として，粘膜出血，歯肉腫大，歯肉炎，口内炎などがみられる．とくに腫大した歯肉縁（歯頸部）に広範な出血や凝血塊がみられる．

白血病は，病期から急性白血病と慢性白血病に，腫瘍細胞の性状から骨髄性白血病とリンパ球性白血病に大別される．

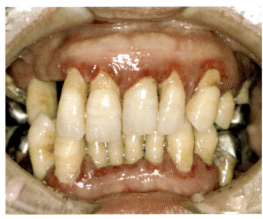

歯肉腫脹と歯肉縁の広範な発赤

慢性骨髄性白血病　Chronic myelogenous leukemia（CML）

患者は疲労感，寝汗，発熱などを訴えるが，多くは無症状で，定期健康診断などで白血球数の増加により診断されることが多い．類似の血液的症状を示す病変と鑑別が必要である．発生は成人（ピークは30～40歳）に多く，症状としては，不快感，微熱，感染症にかかりやすくなる，貧血，血小板数の増加などがある．

血液検査にてフィラデルフィア染色体をみとめる．好中球アルカリホスファターゼ（NAP）の活性低下がみられ，鑑別に有用である．

> **MEMO　フィラデルフィア染色体異常**
> t(9;22)の転座である．9番染色体上の癌遺伝子c-ablが22染色体上の*bcr*遺伝子に移動し相互転座すると*bcr-abl*融合遺伝子が形成され，これがチロシンキナーゼ活性を高めて細胞分裂を促進する．

■表：急性骨髄芽球性白血病（骨髄性）のFAB分類（Myeloperoxidasea>3%）

M1	分化傾向のない急性骨髄性白血病	骨髄芽球が主体；明瞭な核小体，少数の顆粒あるいはアウエル小体
M2	分化傾向のある急性骨髄性白血病	骨髄芽球と前骨髄球が主体；アウエル小体
M3	急性前骨髄性白血病	多数の顆粒を有する前骨髄球；多数のアウエル小体
M4	急性骨髄単球性白血病	顆粒球，単球に分化
M5	急性単球性白血病	前単球あるいは未分化芽球
M6	急性赤白血病	巨赤芽球様
M7	急性巨核球性白血病	多形性の未分化芽球，抗血小板抗体陽性

■表：急性リンパ性白血病のFAB分類（Myeloperoxidasea<3%）

L1	小細胞性
L2	大細胞性
L3	Burkitt型

転移性腫瘍
metastatic tumor

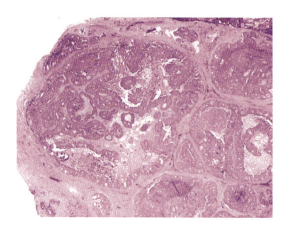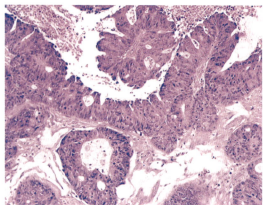

観察のポイント

❶分葉状に腫瘍胞巣がみえますか？

❷胞巣内の乳頭状増殖がわかりますか？

❸顎骨内にみられた腫瘍は体のどんな組織の細胞に似ていますか？

❹腫瘍細胞の一部に粘液産生がみられるのがわかりますか？

❺腫瘍細胞に異型がみられますか？

病理組織学的所見

　顎骨内の病巣から得られた標本には，乳頭状増殖を示す腺型腫瘍がみられる．表層の一部に線毛を有する腫瘍細胞の異型性は高度で，管腔を形成したり，細い結合組織を軸に背中合わせに配列する腺癌の特徴をそなえている．また，一部で杯細胞様の明るい胞体を持つ細胞もみられ，大腸癌の顎骨転移であることがわかる．

転移の成立過程

①原発巣からの離脱

癌細胞が産生するマトリックスメタロプロテアーゼは癌細胞同士の結合性を低下させ，胞巣周囲の基底膜や間質結合組織を破壊する．この結果，癌細胞の運動性は亢進し，周囲組織への浸潤性を亢進させる．

②脈管内侵入と移動

癌細胞は間質部の血管や新生された血管に接触し，脈管内に浸入する．脈管内ではリンパ球や単球などからの攻撃にさらされるのに加えて，癌細胞の増殖にとっては不利な環境である．こうした困難な状況を生き延びた癌細胞のみが転移巣を形成するに至る．

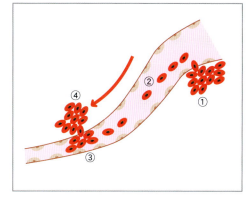

③着床と脈管外遊出

癌細胞は，管径の小さな脈管に物理的に引っかかることにより，また内皮細胞との間で接着分子を介して結合するなどして原発巣と遠隔の部に着床する．これらの部位に血栓が形成されたり，癌細胞の固まりができると着床はより強固となる．やがて癌細胞は内皮細胞や基底膜を破壊して脈管外に遊走する．

④転移臓器での増殖

脈管外に遊出した癌細胞は，その場で増殖し転移巣を形成する．遠隔臓器によって癌細胞の増殖環境は異なり，増殖にとってより有利な環境であれば臨床的な転移巣の顕在化は早まる．

上皮間葉転換（epithelial mesenchymal transition: EMT）

癌細胞同士の接着性が低減すれば，運動性が亢進し，癌細胞の転移は起こりやすくなる．上皮性悪性腫瘍などでは腫瘍細胞が一時的に上皮性の性格をなくし，間葉細胞の様な性格を獲得することがある．こうした現象を上皮間葉転換と呼ぶ．

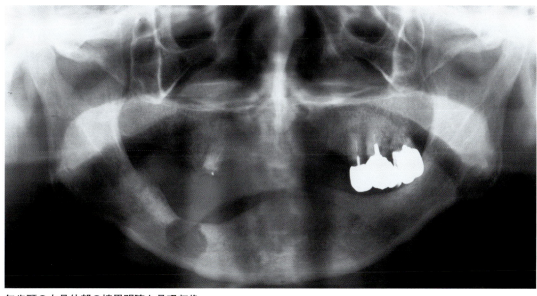

無歯顎の右骨体部の境界明瞭な骨吸収像

付　章

- 血液疾患の口腔変化
- 白血病型による口腔粘膜の変化
- 角化症と白色病変の原因別分類
- 口腔軟組織疾患の臨床的分類
- 口腔領域の囊胞の分類
- 唾液腺腫瘍2017WHO分類
- 歯原性ならびに顎顔面骨腫瘍のWHO分類（4th, 2017）
- 先天異常

● 血液疾患の口腔変化

歯肉は解剖学的特徴から歯肉溝内に慢性炎症を持ち，しばしばびらんがみられ，血管の破綻が起こりやすい．そのため，種々の血液疾患において口腔粘膜とくに歯肉から容易に出血し，壊疽性炎などを生ずることがある．患者はこれを主訴として歯科医を訪れることが少なくない．

1. 出血を主症状とするもの（出血性素因*）
  血友病
  血小板減少性紫斑病
  遺伝性出血性末梢血管拡張症

2. 貧血を主訴とするもの
  低色素性貧血（鉄欠乏性貧血）
  悪性貧血
  再生不良性貧血

3. 出血と壊疽を主症状とするもの
  白血病
  無顆粒球症（顆粒球減少症）

＊：血管外へ血液の有形成分が漏出しやすくなっている状態，および止血が正常におこなわれない状態．

出血傾向を示すときには，**血小板異常，血液凝固異常，血管の異常**のいずれかの異常がみられる．

● 白血病型による口腔粘膜の変化

白血病型	口腔粘膜の変化
急性リンパ性白血病（ALL）	一般的に著明な変化は示さない．
急性骨髄性白血病（AML）	歯肉肥大（白血病性細胞浸潤による），出血，潰瘍形成，口内炎．
慢性リンパ性白血病（CLL）	舌扁桃・扁桃の腫大，歯肉やその他の口腔粘膜からの出血・潰瘍形成．
急性T細胞性白血病（ATL）	易感染性，紫斑，出血，潰瘍形成，歯肉肥大を示すこともある．
慢性骨髄性白血病（CML）	歯肉腫脹，出血，潰瘍形成，壊死．

● 角化症と白色病変の原因別分類

1) 遺伝性角化症	白色海綿状母斑 白色水腫 遺伝性良性上皮内異角化症 毛包性角化症 先天性異角化症 先天性爪甲硬厚症	3) 感染症	カンジダ症 コプリック斑（麻疹） 梅毒粘膜斑 毛状白板症（AIDSに関連）
		4) 特発性白板症	
2) 外傷性角化症 　機械的刺激 　化学的刺激 　温熱刺激	摩擦性過角化症 aspirin burn ニコチン性口内炎	5) 皮膚科疾患	扁平苔癬（T cell） 円板状紅斑性狼瘡
		6) その他	フォーダイス顆粒 　（異所性皮脂腺） 異所性リンパ組織
		7) 腫瘍	上皮内癌 扁平上皮癌

● 口腔軟組織疾患の臨床的分類

1. 水疱性疾患

水疱性疾患の多くはウイルス感染によるものである．ここでは代表的なものをあげた．

1) 単純性ヘルペスウイルス感染症	原発性：幼児が感染，多発性，有痛性，2週以内に治癒． 続発性：若年者・成人が感染，日和見感染，多発性，有痛性，2週以内に治癒．
2) 水痘ウイルス感染症	水痘ウイルス． 掻痒性の小水疱，潰瘍形成，口腔は少なく顔面，体幹に多い．
3) 帯状ヘルペス	水痘ウイルスの再活性化． 小水疱の後に感覚神経に一致してみられる潰瘍，片側性，激痛を伴う．
4) 手足口病	コクサッキーウイルス． 手，足，口腔粘膜に小水疱，有痛性潰瘍，小児に多い． プールなどで感染．
5) 水疱性口峡炎 　（ヘルパンギーナ）	コクサッキーウイルス． 咽頭に発生する多発性，有痛性潰瘍，小児に多い．
6) 麻疹	麻疹ウイルス． 頬粘膜に咬合平面に一致して，斑状の丘疹，コプリック斑がみえる． 発熱，倦怠感，子どもに好発．
7) 尋常性天疱瘡	自己免疫疾患，上皮細胞間トノフィラメントに対する抗体． 中年に多い．水疱に始まり有痛性潰瘍を形成．進行性病変． ニコルスキー現象，口腔症状は全身病変に先行する．
8) 類天疱瘡	自己免疫疾患，上皮基底膜に対する抗体． 瘢痕性：水疱に続いて，有痛性潰瘍を形成．瘢痕を残して治癒する． 　　　　ニコルスキー現象．口腔粘膜，眼，生殖器が侵される． 水疱性：しばしば口腔を侵す．水疱，潰瘍を形成．瘢痕を残さず治癒． 　　　　良性粘膜類天疱瘡の名称がある．

唾液腺腫瘍 2017 WHO 分類

悪性腫瘍

- 粘表皮癌
- 腺様嚢胞癌
- 腺房細胞癌
- 多型腺癌
- 明細胞癌
- 基底細胞腺癌
- 導管内癌
- 腺癌，NOS
- 唾液腺導管癌
- 筋上皮癌
- 上皮筋上皮癌
- 多形腺腫由来癌
- 分泌癌
- 脂腺腺癌
- 癌肉腫
    - 低分化癌
    - 未分化癌
    - 大細胞神経内分泌癌
    - 小細胞神経内分泌癌
- リンパ上皮癌
- 扁平上皮癌
- オンコサイト癌
- 境界悪性腫瘍
- 唾液腺芽腫

良性腫瘍

- 多形腺腫
- 筋上皮腫
- 基底細胞腺腫
- ワルチン腫瘍
- オンコサイトーマ
- リンパ腺瘍
- 嚢胞腺腫
- 乳頭状唾液腺腺腫
- 導管乳頭腫
- 脂腺腺腫
- 細管状腺腫とその他の導管腺腫

非腫瘍性上皮病変

- 硬化性多嚢胞腺症
- 結節性オンコサイト過形成
- リンパ上皮性唾液腺炎
- 介在部導管過形成

良性軟部病変

- 血管腫
- 脂肪腫／唾液腺脂肪腫
- 結節性筋膜炎

血液リンパ球系腫瘍

- MALTリンパ腫

歯原性ならびに顎顔面骨腫瘍のWHO分類（4th, 2017）

歯原性癌腫

エナメル上皮癌
原発性骨内癌，NOS
硬化性歯原性癌
明細胞性歯原性癌
幻影細胞性歯原性癌

歯原性癌肉腫

歯原性肉腫

良性上皮性歯原性腫瘍

エナメル上皮腫
　エナメル上皮腫，単嚢胞型
　エナメル上皮腫，骨外型／周辺型
　転移性エナメル上皮腫
扁平歯原性腫瘍
石灰化上皮性歯原性腫瘍
腺腫様歯原性腫瘍

良性上皮間葉混合性歯原性腫瘍

エナメル上皮線維腫
原始性歯原性腫瘍
歯牙腫
　歯牙腫，集合型
　歯牙腫，複雑型
象牙質形成性幻影細胞腫

良性間葉性歯原性腫瘍

歯原性線維腫
歯原性粘液腫／歯原性粘液線維腫
セメント芽細胞腫
セメント質骨形成線維腫

炎症性歯原性嚢胞

歯根嚢胞
炎症性傍側性嚢胞

歯原性ならびに非歯原性発育性嚢胞

含歯性嚢胞
歯原性角化嚢胞
側方性歯周嚢胞とブドウ状歯原性嚢胞
歯肉嚢胞
腺性歯原性嚢胞
石灰化歯原性嚢胞
正角化性歯原性嚢胞
鼻口蓋管嚢胞

悪性顎顔面骨およびに軟骨腫瘍

軟骨肉腫
　軟骨肉腫，ブレード1
　軟骨肉腫，ブレード2/3
間葉性軟骨肉腫 Osteosarcoma, NOS
骨肉腫，NOS
　低悪性中心性骨肉腫
　軟骨芽細胞型骨肉腫
　傍骨性骨肉腫
　骨膜性骨肉腫

良性顎顔面骨ならびに軟骨腫瘍

軟骨腫
骨腫
乳児のメラニン（黒色）性神経外胚葉性腫瘍
軟骨芽細胞腫
軟骨粘液様線維腫
類骨骨腫
骨芽細胞腫
類腱線維腫

線維骨性ならびに骨軟骨腫様病変

骨形成線維腫
家族性巨大型セメント質腫
線維性異形成症
セメント質骨性異形成症
骨軟骨腫

巨細胞性病変と骨嚢胞

中心性巨細胞肉芽腫
周辺性巨細胞肉芽腫
ケルビズム
動脈瘤様骨嚢胞
単純性骨嚢胞

血液リンパ性腫瘍

骨の孤立性形質細胞腫

● 先天異常

A. 代謝異常	
骨Paget病 (Paget's disease of bone)	●骨リモデリングの亢進 ●骨の硬化・変形 ●病的骨折 ●血中アルカリフォスファターゼ高値
副甲状腺機能亢進症 (hyperparathyroidism)	●原発性 　・副甲状腺ホルモン過剰分泌：過形成，腺腫，癌 　・高カルシウム（Ca）血症 　・骨密度低下，尿路結石 ●続発性 　・副甲状腺ホルモン過剰分泌：慢性腎不全 　・腎性骨異栄養症 　・ビタミンD活性化障害 　・高リン血症
低フォスファターゼ症 (hypophosphatasia)	●血中アルカリフォスファターゼ低値 ●周産期致死型 ●乳児型 ●小児型：易骨折性，くる病症状，頭蓋縫合早期癒合，生命予後良好 ●成人型：中年期，軽度の骨濃度減少，歯牙形成不全症
乳児皮質骨増殖症 〔Kenny（Caffey）syndrome〕	●乳児期 ●下顎骨と全身の長管骨の皮質骨過形成 ●大泉門閉鎖遅延 ●低カルシウム血症 ●軟組織の腫脹 ●常染色体劣性遺伝（type 1） ●常染色体優性遺伝（type 2）
Gorham病 (Gorham's disease, Phantom bone disease)	●進行性の骨溶解と同部および周囲軟組織のリンパ管増生 ●若年者
先端巨大症 (acromegaly)	●成長ホルモン過剰（下垂体腺腫） ●先端巨大症様顔貌（眉弓部の膨隆，鼻・口唇の肥大，下顎の突出など） ●巨大舌 ●四肢の容積増大

B. 遺伝性疾患

ケルビズム (cherubism)	●上下顎骨に限局した対称性骨膨隆をきたす非腫瘍性骨疾患 ●常染色体優性遺伝 ●男：女=2：1 ●上下顎骨の対称性骨膨隆 ➡ 天使様顔貌，下眼瞼の牽引 ●破骨細胞様の多核巨細胞 ●線維芽細胞に富む線維性結合組織
大理石骨病 (osteopetrosis, marble bone disease)	●全身性の異常な骨の硬化を主徴とする遺伝性疾患 ●破骨細胞の機能低下：骨吸収に関与する数種の遺伝子異常 ●小児型，中間型，成人型 ●成長障害（骨劣成長），骨欠損 ●頭蓋底の高度石灰化 ➡ 頭蓋内神経圧迫：失明，難聴，眼球突出 ➡ 水頭症 ●汎血球減少 ➡ 貧血，易出血性，易感染性，髄外造血（肝脾腫） ●歯牙萌出遅延 ●下顎骨骨髄炎
骨形成不全症 (osteogenesis inperfecta)	●骨の先天性脆弱性を示す結合組織疾患 ●常染色体優性遺伝（25％は突然変異） ●コラーゲン構造の異常（Ⅰ型コラーゲンの遺伝子変異） 　➡ 層板骨への成熟障害 ●病的骨折 ➡ 四肢の変形 ●青色鞏膜 ●難聴 ●関節の過伸張 ●象牙質形成不全症
鎖骨頭蓋骨異形成症 (cleidocranial dysplasia)	●常染色体優性遺伝 ●上顎骨劣成長 ➡ 相対的な下顎前突症 ●鎖骨欠損 ●乳歯晩期残存 ➡ 永久歯萌出遅延，埋伏歯 ●頭蓋骨形成不全：泉門の閉鎖不全 ●欠如歯・過剰歯
Crouzon症候群 (Crouzon's syndrome)	●常染色体優性遺伝 ●頭蓋・顔面の変形（尖頭，高度の眼球突出，外斜視） ●高口蓋，口蓋裂，部分的無歯症 ●進行性の水頭症
Treacher-Collins症候群 ／顎顔面骨形成不全症 (Treacher-Collins syndrome ／Mandibulofacial dysostosis)	●第1鰓弓の発達障害 ●下顎骨低形成 ➡ 小顎症，小口症，口蓋裂 ●眼裂異常 ●耳介異常
Pierre Robin症候群 (Pierre Robin syndrome)	●小顎症 ➡ 舌根沈下，吸気性呼吸障害 ●口蓋裂
Marfan症候群 (Marfan's syndrome)	●常染色体優性遺伝（fibrillin-1遺伝子突然変異） ●高身長 ●細長い四肢および指趾（くも状指趾） ●高口蓋，歯牙叢生 ●水晶体亜脱臼 ●大動脈拡張または大動脈瘤 ●自然気胸

疾患名	特徴
Ehlers-Danlos症候群 (Ehlers-Danlos syndrome)	●コラーゲン生合成障害 ●皮膚の過伸張性，脆弱性 ●ゴーリン舌徴候：舌が鼻先に届く ●関節弛緩性 ➡ 習慣性脱臼
Down症候群／21トリソミー (Down syndrome／trisomy 21)	●21番染色体のトリソミー ●1/1,000人出産 ●口蓋裂，歯数・歯牙形態異常，萌出遅延 ●上顎発育不全 ➡ 相対的下顎前突症 ●巨舌，溝状舌 ●精神遅滞 ●鞍鼻，両眼隔離，眼裂斜上 ●心室中隔欠損
無汗腺型外胚葉異形成症 〔anhidrotic (hypohidrotic) ectodermal dysplasia〕	●X染色体劣性遺伝：男＞女 ●頭髪・睫毛・眉毛…疎 ●爪の異常 ●無歯顎～多数歯欠損 ●歯牙形態異常 ●汗腺の欠損 ➡ 体温調節不能
進行性顔面半側萎縮症 (Parry Romberg disease) ／progressive facial hemiatrophy (Parry Romberg syndrome)	●顔面片側の進行性萎縮：三叉神経支配領域 ●萎縮：顔面の皮膚，皮下組織（脂肪，筋肉），軟骨・骨
唇顎口蓋裂	●口唇裂 　・口唇の先天性披裂 　　➡ 上顎突起と内側鼻突起の癒合不全，胎生4～7週 　・上唇＞下唇，片側＞両側，左側＞右側 ●口蓋裂 　・口蓋の先天性披裂 　　➡ 左右口蓋突起と鼻中隔の癒合不全，胎生7～11週 　・嚥下障害，発音障害 　　➡ 矯正：スピーチエイド 　・Down症候群，Pierre Robin症候群，Treacher-Collins症候群，Turner症候群，Crouzon病，鎖骨頭蓋異骨症 ●唇顎口蓋裂 　・1/400～600人 　・口唇裂と口蓋裂の合併
先天性表皮水疱症	●単純型：32％，常染色体優性遺伝 ●接合部型：7％，常染色体劣性遺伝 ●栄養障害型：54％，常染色体優性遺伝，常染色体劣性遺伝 ●軽微な外力により水疱を発生 ●高度の歯周疾患
Sturge-Weber症候群 (Sturge-Weber syndrome)	●皮膚症状：三叉神経（特に第1・2枝）領域の毛細血管奇形 ●眼症状：脈絡膜血管腫 ➡ 緑内障・牛眼，強膜萎縮 ●脳神経症状：軟脳膜の血管腫 ➡ 脳皮質石灰沈着と萎縮 　　➡ 血管奇形と反対側の痙攣，片麻痺，知能発育遅延

Apert症候群 （Apert syndrome）	●常染色体優性遺伝：線維芽細胞増殖因子受容体（FGF-R)Ⅱの遺伝子異常 ●頭蓋縫合早期癒合 ●上顎骨形成不全 ●高口蓋，口蓋裂 ●合指・多指症
脆弱X症候群 （fragile X syndrome）	●X染色体連鎖：FMR-1遺伝子 ●種々の程度の精神遅滞 ●細長い顔 ●下顎前突 ●大耳介 ●小児期の自閉・多動 ●思春期以降の巨大睾丸

和文索引

―あ―
アウエル小体　138
悪性黒色腫　131，132
悪性リンパ腫　113，133，134，137
アミロイド様物質　77

―い―
異型性　60，61，112
異形成　60，61
遺伝疾患に伴う歯周炎　27

―う―
齲蝕　13，18
齲蝕の分類　13

―え―
エオジン好性　77，79
液性免疫反応　33
壊死性歯周疾患　27
壊疽性歯髄炎　22
壊死性唾液腺化生　103
エナメル質齲蝕　12，13
エナメル上皮腫　74，75，76，81
エナメル上皮線維歯牙腫　81
エナメル上皮線維腫　73，81
エプーリス　28

―お―
おたふくかぜ　96

―か―
外骨症　123
海綿状血管腫　118
過角化　60，71
下顎隆起　123
角化球　128
花冠状構造　79
顎骨中心性巨細胞肉芽腫　33
顎骨の偽囊胞　54
過錯角化症　60，62
過正角化症　60，62

仮性菌糸　71
仮性象牙質粒　17
ガマ腫　100
カリフラワー状　117
顆粒球抗原　137
ガレーの骨髄炎　39
含歯性囊胞　46，47
乾酪壊死巣　69
癌真珠　128
乾燥性角結膜炎　102
観兵式様配列　121

―き―
義歯性エプーリス　29
義歯性線維腫　29
基底細胞型　75
基底細胞腺腫　105
基底細胞母斑症候群　49
急性化膿性歯髄炎　20
急性骨髄炎　39
急性骨髄性白血病　138
急性唾液腺炎　96
境界母斑　68，129
棘細胞型　74，75
棘細胞症　60，62，71
棘融解性水疱　64
鋸歯状の上皮突起　62
巨細胞性エプーリス　28，30
巨大細胞性封入体症　96
菌交代現象　71
筋上皮腫　107，108
筋上皮島　101
金属アレルギー　62

―け―
蛍光色素試験　102
血管腫　118
血管腫性エプーリス　28，31
幻影細胞　50
限局性硬化性骨髄炎　40，41

―こ―
コイロサイト　128
ゴーリン症候群　49
抗SS-A/RO抗体　102
抗SS-B/LA抗体　102
口蓋隆起　123
抗核抗体　102
硬化性骨髄炎　40，41
口腔カンジダ症　70，71
口腔乾燥症　102
咬合性外傷　27
口腔結核症　69
膠原病　102
甲状舌管囊胞　57
咬耗症　10
骨形成性エプーリス　28，30
骨腫　123
骨髄炎　38，39
骨肉腫　126
コレステリン結晶　32
コレステリン裂隙　32，34
コンゴーレッド赤染性　77
根尖性セメント質骨性異形成症
　　92，93
根尖膿瘍　33，39
根面齲蝕　15

―さ―
鰓囊胞　55
鰓裂囊胞　55
再発性アフタ性口内炎　66
細胞肉芽腫　30
錯角化　46，60，116

―し―
歯牙腫　82，83，84，85
　集合型　82，84，85
　複雑型　83，84，85
色素細胞母斑　68
シクロスポリン　36
歯原性角化囊胞　48，49，56

155

歯原性線維腫　86
歯原性粘液腫　87
歯根肉芽腫　32, 33
歯根嚢胞　33, 34, 35
歯周病の原因　25
歯周病の病理発生　26
歯髄炎　19
歯髄炎の分類　19
歯髄結石　17
歯髄充血　19
歯髄息肉　22
歯髄膿瘍　20
歯髄の空胞変性　16
歯髄の石灰化　17
歯髄の石灰変性　17
歯髄の退行性病変　16
歯髄の網様萎縮　16
歯髄ポリープ　22
歯肉増殖　27
歯肉増殖症　36
歯肉嚢胞　57
脂肪腫　120
修復象牙質　18
周辺性エナメル上皮腫　76
樹枝状細胞　63
術後性上顎嚢胞　52
純上皮性腫瘍　104
娘嚢胞　48
上皮異形成　60
上皮間葉転換　141
上皮内癌　61
女児の性的早熟　43
シルマー試験　102
神経周膜様細胞　122
神経鞘腫　121
神経線維腫　67, 122
尋常性天疱瘡　65
真性象牙質粒　17
真皮内母斑　68, 132

ーすー
水疱　66
水疱性類天疱瘡　65
杉綾織　124
スリガラス様の半透過像　43

ーせー
正角化　46, 56, 66, 116
静止性骨空洞　54
成人T細胞性白血病／リンパ腫　133, 135
生理的咬耗　10
生理的第二象牙質　18
正中菱形舌炎　71
石灰化歯原性嚢胞　50, 51
石灰化上皮性歯原性腫瘍　77, 78
接触性皮膚炎　62
セメント芽細胞腫　41, 88, 89
セメント質異骨性形成症　41, 91
セメント質齲蝕　15
セメント質骨形成性線維腫　30, 91, 94
セメント質腫　41
セメント質増殖症　11, 15
線維腫　114, 115
線維腫性エプーリス　28, 30
線維性エプーリス　28, 29
線維性過形成　115
線維性異形成症　37, 42, 43
線維肉腫　124, 125, 126
腺管様構造　79
前癌病変　61
前舌腺　100
腺体内唾石　98
先天性エプーリス　28, 31
腺腫様歯原性腫瘍　79, 80
腺房細胞癌　110
腺様嚢胞癌　112

ーそー
象牙質齲蝕　13, 14

象牙質粒（瘤）　17
叢状型　74, 75
性天疱瘡　65
早発性思春期　43, 67
側頸嚢胞　55
組織奇形　68

ーたー
第二象牙質　18
第三象牙質　10, 11, 17, 18
唾液腺炎　96
唾石症　97, 98
唾仙痛　98
多形腺腫　104, 105
多形腺腫由来癌　105
多形性腺腫内癌　105
多骨性線維性骨炎　43
多発性神経線維腫　122
単純性骨嚢胞　54

ーちー
チオフラビンT陽性　77

ーてー
デットトラクト　10
転移性腫瘍　140
天疱瘡　64, 65

ーとー
導管内唾石　98
動脈瘤性骨嚢胞　54
ドライアイ　102
ドライマウス　102

ーなー
軟化象牙質　14
軟骨肉腫　126, 127

ーにー
肉芽腫性エプーリス　28, 29
乳頭腫　116, 117

乳頭状過形成　117
妊娠性エプーリス　28，29，31

－ね－
粘液産生細胞　109，110
粘液肉芽腫　99
粘液貯留嚢胞　53，99，100
粘表皮癌　103，109，110

－の－
膿瘍膜　20

－は－
白色病変　61，63
白板症　59，60，61
白血病　138，139
白血病裂孔　138
瘢痕性類天疱瘡　65

－ひ－
鼻口蓋管嚢胞　53
鼻歯槽嚢胞　53，55
ビスフォスフォネート関連顎骨壊死　39
皮膚の褐色色素沈着　43
皮膚付属器　56
非Hodgkinリンパ腫　134，135
非Hodgkinリンパ腫WHO分類　135
びまん性硬化性骨髄炎　41
びまん性大細胞型B細胞リンパ腫　133
表層下脱灰　12

病的第二象牙質　18
日和見感染　71

－ふ－
フィラデルフィア染色体異常　139
複合母斑　68，132
ブランディン・ヌーン嚢胞　100
フルオレセイン試験　102
篩状構造　111

－へ－
辺縁性歯周炎　23，24，25
扁平歯原性腫瘍　76
扁平上皮癌　103，105，113，128，129
扁平上皮様細胞　109，110
扁平苔癬　62，63

－ほ－
萌出嚢胞　57
泡沫細胞　35，99
ほくろ　132
ホジキンリンパ腫　134
補体　33
母斑　132
母斑性基底細胞癌症候群　49

－ま－
磨耗症　9，11
慢性潰瘍性歯髄炎　21
慢性硬化性唾液腺炎　96
慢性骨髄炎　39

慢性骨髄性白血病　139
慢性唾液腺炎　96
慢性増殖性歯髄炎　22

－め－
メラニン色素沈着　67
メラノファージ　68

－も－
毛細血管腫　31，118
網状型　74，75

－ら－
落葉性天疱瘡　65

－り－
流行性耳下腺炎　96
良性粘膜類天疱瘡　65
リンパ管腫　119
リンパ腫　133
リンパ上皮性嚢胞　55
リンパ節転移　129，130

－る－
類腱線維腫　115
類天疱瘡　65
類皮嚢胞　56
類表皮嚢胞　56

－ろ－
濾胞型　74，75

欧文索引

—A—
abrasion 11
acinic cell tumor 110
acute sialdentitis 96
acute suppurative pulpitis 20
Addison病 67
adenoid cystic carcinoma 112
adenomatoid odontogenic tumor（AOT） 79
amelobalstic fibroma 81
ameloblastoma 74
aneurysmal bone cyst 54
Ann Arborの病期分類 137
Antoni A型 121
Antoni B型 121
attrition 10
atypia 61

—B—
basal cell adenoma 105
basal cell nevus syndrome 49
bisphosphonate-related osteonecrosis of the jaw 39
Blandin-Nuhn cyst 100
branchial cleft cyst 55
Brocaの分類 10

—C—
C3 33
café-au-lait斑（macules, spot） 43, 67, 122
calcareous degeneration 17
calcification of the pulp 17
calcifying epithelial odontogenic tumor 77
calcifying odontogenic cyst 50
Candida 70, 71
carcinoma ex pleomorphic adenoma 105
CD15 137
CD30 137

cementoblastoma 88
cemento-ossitying tibroma 94
cementum caries 15
chondrosarcoma 127
chronic hyperplastic pulpitis 22
Chronic myelogenous leukemia（CML） 139
chronic ulcerative pulpitis 21
chronic sialdentitis 96
chronic sclerosing sialdentitis 96
cribriform pattern 111
cytomegalic inclusion disease 96

—D—
degeneration of the pulp 16
denticle 17
dentigerous cyst 46
dentin caries 14
denture fibroma 29
dermoid cyst 56
dittuselarge B-cell lymphoma, not otherwise specitied（OLBCL, NOS） 133, 134
dysplasia 61

—E—
enamel caries 12
epidemic sialdentitis
epithelial dysplasia 60
epithelial mesenchymal transition（EMT） 141
epulis 28
exostosis 123

—F—
FAB分類 139
fibroma 114
fibrosarcoma 124
fibrous dysplasia 42, 43
fibrous hyperplasia 115
follicular type 75

—G—
Garré's osteomyelitis 39
ghost cell 50
gingival hyperplasia 36
Grocott染色 70, 71

—H—
hemangioma 118
herring bone pattern 124
histiocytosis X 44
HMB45陽性 129
Hodgkin細胞 134, 136, 137
Hodgkinリンパ腫 134, 136, 137
Hodgkinリンパ腫のWHO分類 137
Hodgkin lymphoma 136
hyaline body 34
hyperemia of the pulp 19

—L—
Langerhans細胞組織球症 44
Langerhans cell histiocytosis 44
Leukemia 138
leukoplakia 60
lichenoid dysplasia 63
lichen planus 62
Liesegang環 77
lipoma 120
lymphangioma 119
lymph node metastasis 130

—M—
Malassezの上皮残遺 33, 35
malignant lymphoma 133
malignant melanoma 131
marginal periodontitis 24
McCune-Albright症候群 67
melanin pigmentation 67
melanocytic nevus 68
metastatic tumor 140
Mikulicz病 101
mucoepidermoid carcinoma 109

mucous cyst　99
mucous granuloma　99
myoepithelioma　107

－N－
necrotizing sialometaplasia　103
neurofibroma　122
Nikolsky現象　65

－O－
odontogenic fibroma　86
odontogenic keratocyst　48
odontogenic myxoma　87
odontoma　82
　　compound type　82
　　complex type　83
oral candidasis　66
osteoma　123
osteomyelitis　38
osteosarcoma　126

－P－
papillary hyperplasia　117
papillary squamous cell carcinoma　117
papilloma virus　116, 124
paramyxovirus　99

PAS染色　70, 71, 110
pemphigoid　65
pemphigus vulgaris　64
periapical cemento-osseous dysplasia　92
Peutz-Jeghers症候群　67
Pindborg腫瘍　78
pleomorphic ademoma　104
plexiform type　75
postoperative maxillary cyst　52
precancerous lesion　61
pseudocyst of jaw bone　54
pulpitis　19
pulp polyp　22

－R－
radicular cyst　34
radicular granuloma　32
ranula　100
recurrent aphthous stomatitis　66
Reed-Sternberg（RS）細胞　134, 136, 137
reticular atrophy　16
Russell小体　32, 35

－S－
schwannoma　121

sclerosing osteomyelitis　40
secondary dentin　18
sialadenitis　97
sialolith　97
simple bone cyst　54
Sjögren症候群（syndrome）　101, 102
squamous cell carcinoma　128
squamous epithelial papilloma　116
squamous odontogenic tumor　76
static bone cavity　54

－T－
tertiary dentin　18
thyroglossal duct cyst　57
TNM分類　129
tuberculosis　69

－V－
vacuolar degeneration　16
verrucous carcinoma　117
von Recklinghausen病　67, 122
von Recklinghausen's disease　122

－W－
Warthin腫瘍（tumor）95, 106

著者代表略歴

浅野正岳

1987年	日本大学歯学部卒業
1991年	日本大学大学院歯学研究科修了（歯科基礎系　病理学専攻）
	日本大学助手　歯学部病理学教室勤務
	京都大学医学部医科学教室　国内留学（1991年〜1993年）
1999年	米国スクリップス研究所　細胞生物学部門留学（1999年〜2002年）
2004年	日本大学専任講師　歯学部病理学教室
2009年	日本大学准教授　歯学部病理学教室
2015年	日本大学教授　歯学部病理学講座

みて学ぶ 口腔病理 第3版

2001年10月10日　第1版第1刷発行
2019年 9月 1日　第3版第1刷発行

著　　者　日本大学歯学部病理学講座
発 行 人　髙橋正光
発 行 所　砂書房
〒120-0015 東京都足立区足立4-22-11
TEL 03-5888-7444　FAX 03-5888-7444
振替 00190-9-141534

印刷・製本　（株）シナノ

Ⓒ Masatake Asano 2019．Printed in Japan
落丁・乱丁はお取替えいたします　　※禁無断転載・複製
ISBN978-4-907008-13-0

『CD-ROM版 みて学ぶ口腔病理』使用に関する注意事項

このCD-ROMは，Windows が動作する各機種，Macintosh機で実行できるハイブリッド・フォーマットで作成されています．いずれの場合も，CD-ROM用のドライバ・ソフトウェアがオペレーティング・システムに組み込まれていなければなりません．

●起動方法について
　ブラウザソフトがインストールされていることを確認してください．
[Windows の場合]
　本CD-ROMをご使用機種のCD-ROMデバイスに挿入してください．自動的に起動されます．
　自動的に再生されない場合はCD-ROMを開いてフォルダ「Oral_Pathology」のなかの「top.htm」をダブルクリックしてください．
　Windows 10の場合：
　初めてCDを挿入すると次のような画面が出ますので、プログラムのインストール実行をクリックしてください。
　2回目からは自動で再生されます。

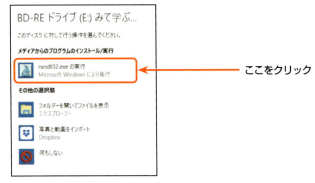

[MAC OSの場合]
　本CD-ROMの「Start_for_mac」アイコンをダブルクリックし起動してください．

・Windows は，Microsoft Corporationの商標です．
・Macintoshおよび漢字Talkは，アップルコンピュータ社の商標です．

●注意事項
・本CD-ROMに含まれるデータやプログラム，ファイルはすべて著作物であり，著作権はそれぞれの著作権者にあります．
・本書籍購入者が学習用として個人で閲覧する以外の使用はいっさい認められませんので，ご注意ください．
・営利目的・個人使用にかかわらず，データの再配付や転載を禁じます．
・このCD-ROMに収録されたデータやプログラム，ファイルについての動作確認はしていますが，あらゆる環境での動作確認は不可能ですので，正常に動作しない場合でも保証はできません．
・本CD-ROMに収録されているデータやプログラム，ファイルはすべて使用者の責任においてご利用ください．
・本CD-ROMに収録されているデータやプログラム，ファイルの使用により発生したいかなる損失や損害，その他いかなる事態についても，著者および有限会社 砂書房は責任を負いかねます．

●このCD-ROMに関する使用方法の説明，サポートに関して，有限会社 砂書房は一切お答えできませんので，あらかじめご了承ください．

以上の条件に同意された場合のみ，このCD-ROMをご使用ください．

CD-ROMの破損について

　CD-ROMが破損していた場合は，お手数ですが，お名前・ご住所・電話番号を明記のうえ，破損したCD-ROMを着払いで下記までお送りください．折り返し，新しいCD-ROMをお送りいたします．

有限会社 砂書房

〒120-0015　東京都足立区足立4-22-11
TEL 03-5888-7444／FAX 03-5888-7444